Ralph Marc Steinmann

Spiritualität – die vierte Dimension der Gesundheit

Psychologie des Bewusstseins
– Texte –

Band 11

herausgegeben von

Prof. Dr. Wilfried Belschner

(Universität Oldenburg)

und

Prof. Dr. Dr. Harald Walach

(Europa-Universität Viadrina, Frankfurt/Oder)

William James definierte im Jahr 1892 auf der ersten Seite seines grundlegenden Werkes *Psychology* die Psychologie als die „Beschreibung und Erklärung des Bewusstseins als solches“. In den vergangenen 100 Jahren ist diese klare Aufgabenstellung der Psychologie weitgehend verloren gegangen. Sowohl in der Grundlagenforschung wie auch in den Anwendungsbereichen wurden Theorien und Modelle entwickelt, die ein gemeinsames Merkmal aufweisen: Die Kategorie des Bewusstseins ist darin „vergessen“. In der psychologischen Forschung finden sich bislang keine Studien, in denen *Bewusstsein* als eine unabhängige Variable im Studiendesign berücksichtigt wird. In den Ausbildungen zum anwendungsorientierten professionellen Handeln ist die gezielte und kompetente Modulation des *Bewusstseins* bislang nicht im Curriculum enthalten.

Mit der Buchreihe *Psychologie des Bewusstseins* wollen wir eine neue-alte Konzeptualisierung der Psychologie unterstützen.

LIT

Ralph Marc Steinmann

Spiritualität – die vierte Dimension der Gesundheit

Eine Einführung aus der Sicht von Gesundheitsförderung und Prävention

Mit einem Geleitwort von Ilona Kickbusch

3., vollständig überarbeitete Auflage

LIT

Bibliografische Information der Deutschen Nationalbibliothek
Die Deutsche Nationalbibliothek verzeichnet diese Publikation in der Deutschen Nationalbibliografie; detaillierte bibliografische Daten sind im Internet über http://dnb.d-nb.de abrufbar.

3., vollständig überarbeitete Auflage 2015

ISBN 978-3-03735-247-2 (Schweiz)
ISBN 978-3-8258-1345-1 (Deutschland)

Klosbachstr. 107
CH-8032 Zürich
Tel. +41 (0) 44-251 75 05 Fax +41 (0) 44-251 75 06
E-Mail: zuerich@lit-verlag.ch http://www.lit-verlag.ch

Auslieferung:

Deutschland: LIT Verlag Fresnostr. 2, D-48159 Münster
Tel. +49 (0) 2 51-620 32 22, Fax +49 (0) 2 51-922 60 99, E-Mail: vertrieb@lit-verlag.de

Österreich: Medienlogistik Pichler-ÖBZ, E-Mail: mlo@medien-logistik.at
E-Books sind erhältlich unter www.litwebshop.de

The spiritual dimension cannot be ignored,

for it is what makes us human.

Viktor E. Frankl

Geleitwort

In der Gesundheitsgesellschaft des 21. Jahrhunderts ändert sich unser Verständnis von Gesundheit – sie gewinnt an Dimensionen, wird zugleich differenzierter und individualisierter und verweigert sich klaren Grenzziehungen. Weil wir länger leben, ist uns unsere Gesundheit wichtiger geworden – wir wollen so lange es geht aktiv am Leben teilhaben – und weil wir Gesundheit als machbar und optimierbar verstehen, suchen wir aus vielen Optionen nach dem Weg zu *mehr* Gesundheit, der uns persönlich am meisten entspricht.

Längst wird der Gesundheitsbegriff nicht mehr vorrangig durch die westlich-traditionelle Medizin geprägt, sondern durch eine Vielfalt der Interpretationsmuster und Möglichkeiten, die uns eine globalisierte und hoch technologisierte Welt eröffnet. Die Definition der Weltgesundheitsorganisation beharrte schon früh auf der Mehr-Dimensionalität der Gesundheit und der Interaktion von physischen, psychischen und sozialen Faktoren. Das ist heute Allgemeingut: wir erfahren täglich neu, dass es eine Vielzahl von Gesundheitsauffassungen und -optionen gibt, zum einen durch den rapide wachsenden Gesundheits- und Esoterik-Markt aber auch durch den zunehmenden globalen Wissensaustausch.

Das Angebot reicht von Optimierungsofferten, zu funktionalen Fitnessbestrebungen bis hin zu an anderen Kulturen orientierten ganzheitlichen Angeboten. Sie können durch individuellen Einsatz, als Serviceleistung oder gemeinschaftlich mit anderen wahrgenommen werden - manche werden sogar von den Krankenkassen anerkannt und vergütet. Diese Entwicklung beinhaltet auch eine Verschiebung der Begrifflichkeit – weg vom „alten“ Begriff Gesundheit hin zu „neuen“ Begriffen wie Wohlergehen, Wohlbefinden und Wellness, welche die Ganzheitlichkeit von Körper und Seele ansprechen. Sie konkurrieren von daher mit anderen gesellschaftlichen Werteproduzenten.

Gesundheit ist so sehr Thema geworden, dass die Kirchen vor einer „Gesundheitsreligion" warnen, in der der heile Körper wichtiger wird als die heile Seele. Sie befürchten, dass Leid, Krankheit, Behinderung und Tod ausgegrenzt werden, obwohl sie zur Natur des Menschen gehören. Diese im Jahr 2008 von den beiden grossen christlichen Kirchen in Deutschland wieder neu entfachte Debatte zeigt, wie eng die Diskussionen um Gesundheit mit der Frage nach dem Menschenbild und nach der Sinnhaftigkeit des Lebens verbunden sind.

Gerade deshalb hat die Public Health-Diskussion wohl bisher diese Debatten eher ausgegrenzt. Ihr geht es um andere Fragen: ihr vorrangiger Auftrag – d.h. auch ihr Ethos – ist es, Gesundheit zu erhalten, Krankheiten zu verhindern und die grossen Gerechtigkeitslücken in der gesellschaftlichen Verteilung von Gesundheit und Krankheit zu schliessen. Dieser Auftrag liegt vorrangig im Konfliktfeld Staat-Individuum, Freiheit oder Kontrolle – nicht im Bereich der Sinnfindung. Public Health philosophiert nicht, sondern sucht nach epidemiologischer Evidenz und legt Lösungen vor. Sie ist der Machbarkeit auf der individuellen wie auch der gesellschaftlichen Ebene verschrieben und ihre Interventionsstrategien müssen immer wieder neu gesellschaftlich hinterfragt werden. Dies gilt besonders für die Ergebnisse der Sozialepidemiologie.

Heute aber ist Gesundheit selbst zur gesellschaftlichen Triebkraft geworden und neue Möglichkeiten der Optimierung von Gesundheit tun sich auf. Sie führen dazu, dass sich Public Health mit der Rolle und dem Verständnis von Gesundheit im 21. Jahrhundert auf neue Weise auseinandersetzen muss. Selbstreflexion ist erforderlich - denn mit einem veränderten Gesundheitsverständnis ändert sich auch die Rolle von Public Health. Sie muss sich also auch der schwierigen Thematik der Sinnhaftigkeit in Bezug auf Gesundheit stellen und den ethischen, definitorischen und methodologischen Problemen, die daraus erwachsen.

Gregory Bateson hat die zwei grossen Bestimmungsfaktoren der Gesundheit ganz klar benannt: Kontext und Bedeutung bzw. Sinnhaftigkeit. Die Public Health-Forschung weiss heute sehr viel über den Einfluss des Kontextes, z.B. durch unser breites Wissen über die Gesundheitsdeterminanten. Über die Sinnhaftigkeit auf individueller und gesellschaftlicher Ebene wissen wir sehr viel weniger. Dieses Buch bietet dafür wichtige Bausteine, Definitionen und Argumentationen. Der Autor bringt dazu die notwendige inter-disziplinäre Kompetenz mit, durch einen sowohl indologischen und religionswissenschaftlichen Hintergrund einerseits und Gesundheitsförderungskompetenz (speziell in der psychischen Gesundheit) andererseits.

Die vorgelegte Arbeit kann durch ihre Erkenntnisse und Anliegen zu einer wichtigen Public Health-Debatte anregen. Ich hoffe, dass dies gelingt.

Ilona Kickbusch

Brienz, April 2008

Danksagung zur ersten Auflage

Die Grundidee zur vorliegenden Arbeit ist während meiner Weiterbildung zum Master of Advanced Studies in Gesundheitsförderung und Prävention an der Fachhochschule Nordwestschweiz, Hochschule für Soziale Arbeit, gereift. Mein erster Dank geht deshalb an Prof. Felix Wettstein, dem Leiter der genannten Weiterbildung, für seine einfühlsame Begleitung, treffende Kritik und Offenheit gegenüber dieser in Public Health-Kreisen immer noch von Vorurteilen und Tabus belasteten Thematik. Diese Publikation stellt ursprünglich die stark überarbeitete und erweiterte Fassung der gleich lautenden MAS-Arbeit dar.

Im gleichen Zug ist die Stiftung Gesundheitsförderung Schweiz zu erwähnen, die die genannte Weiterbildung grosszügig unterstützt hat. Besonderen Dank geht an Doris Summermatter, der Leiterin der damaligen Abteilung Psychische Gesundheit der Stiftung, die mein Vorhaben ideell gefördert hat.

Inhaltlich bin ich den zahllosen AutorInnen und Forschenden in den unterschiedlichsten Disziplinen zu Dank verpflichtet, auf deren Studien die vorliegende Arbeit aufbauen konnte. Viele von ihnen haben sich aufgrund persönlicher Überzeugung und Erfahrung entgegen dem wissenschaftlichen Mainstream der Erforschung der Spiritualität verschrieben und sich dem Risiko der wissenschaftlichen (und öffentlichen) Diskriminierung ausgesetzt.

Für die vorliegende Arbeit besonders fruchtbar sind die kreativinnovativen, wegweisenden Studien zur Gesundheitsförderung und Bewusstseinsforschung von Prof. Wilfried Belschner. Auf diesem Hintergrund betrachte ich es als glückliche Fügung, dass diese Arbeit in der Reihe „Psychologie des Bewusstseins“ erscheinen kann. In diesem Zusammenhang bin ich dem Mitherausgeber Prof. Harald Walach für die betreffende Empfehlung und weiterführende Forschungsliteratur besonders verbunden.

Für das treffende Geleitwort schliesslich möchte ich Prof. Ilona Kickbusch herzlich danken, die zu den wenigen Persönlichkeiten in Public Health-Kreisen gehört, die die Bedeutung der Spiritualität für die Gesundheit des Menschen im 21. Jahrhundert erkannt haben.

Der wichtigste Dank allerdings ist noch ausstehend: Ohne Eingebung und innere Führung, ohne die innere Stimme, hätte diese Arbeit weder gedacht noch geschrieben noch vollendet werden können.

Ralph Steinmann

Bern, Ostern 2008

Vorwort zur dritten Auflage

Spiritualität hat in den vergangenen fünfzig, sechzig Jahren in weiten Teilen der westlichen Welt einen regelrechten Boom ausgelöst. Dieser hat in den vergangenen zehn Jahren auch die Wissenschaft in Europa erfasst. Davon zeugen die insgesamt kaum mehr überschaubare Publikationsflut, die Schaffung mit Spiritualität assoziierter Lehrstühle und damit verbundenen neuen, innovativen Schwerpunktsetzungen, ja neuen Disziplinen im engeren und weiteren Themenbereich; ferner neuartige, immer offenere, multi- und transdisziplinäre Forschungsansätze, Netzwerke und Bildungsangebote. Spiritualität ist zwar noch immer weit davon entfernt, eine eigene Fachdisziplin zu werden. Sie wird aber als Querschnittsthema von immer mehr WissenschaftlerInnen und Wissenschaften ernst genommen und in den interdisziplinären Diskurs aufgenommen. Drei Entwicklungen haben diesen Boom in den vergangenen fünf, sechs Jahren besonders gefördert.

Die erste Entwicklung betrifft den ungeahnten Aufschwung von Spiritual Care. Alle Zeichen deuten darauf hin, dass sich Spiritual Care in absehbarer Zeit als eigenständige wissenschaftliche Fachdisziplin etablieren wird. Ursprünglich ein Anliegen der Pflege hat Spiritual Care inzwischen in der Palliativmedizin einen festen Platz eingenommen. Aufgrund des multiprofessionellen und interdisziplinären Ansatzes von Palliative Care hat Spiritual Care jedoch über die Medizin und Pflegewissenschaften hinaus in Psychologie, Sozialarbeit und vor allem in die Theologie Eingang gefunden. Mit dem offenen Begriff der Spiritual Care hat die christlich-jüdisch orientierte Seelsorge eine Aufwertung, aber auch erweiterte Herausforderung erfahren. Sie muss sich in einer multiprofessionellen Disziplin und zunehmend multikulturellen Gesellschaft noch stärker für andere, gesellschaftlich relevante Kulturkreise und damit verbundene Wertesysteme, Anthropologien und Religionen öffnen und ihr Kompetenzprofil entsprechend erweitern. Der Aufschwung von Spiritual Care wird von einem anspruchsvollen, multikulturellen, multidimensionalen und multiprofessionellen Aus- und Weiterbildungsangebot für Ärzte, Pflegefachkräfte, Psychologen, Sozialarbeiter und Seelsorger begleitet.

Dank Spiritual Care wird Spiritualität in wissenschaftlichen Kreisen immer weniger als reines „Hirngespinst", romantische Schwärmerei oder bestenfalls Wellness und Luxus für die Seele abgetan, sondern immer mehr als elementares Bedürfnis von und notwendiges Basis-Angebot für Menschen in der Not wahrgenommen. Über Spiritual Care und das kurative Versorgungssystem hat Spiritualität ein gesellschaftlich und wissenschaftlich relevantes Anwendungsfeld gefunden. Gleichzeitig bleibt ihr grosses Potenzial für die Gesundheit und deren Erhalt und Förderung noch weitgehend unerkannt und unausgeschöpft. Spiritualität als eine Dimension der Gesundheit ist nach wie vor erklärungsbedürftig und selbst in Public Health-Kreisen keine Selbstverständlichkeit.

Die zweite Entwicklung, welche dem Spiritualitätsdiskurs in den Wissenschaften zusätzlichen Auftrieb verliehen hat, ist die inzwischen unbestrittene, immer drängendere Forderung nach inter- und transdisziplinärer Zusammenarbeit über die Fachgrenzen hinaus, um die grossen gesellschaftlichen und Umwelt-Probleme bewältigen zu können. Aufgrund ihrer integrativ-systemischen Ausrichtung kann auch hier Spiritual Care wichtige Impulse geben.

Die dritte Entwicklung schliesslich, welche auf die Auseinandersetzung mit Spiritualität in der Öffentlichkeit und Wissenschaften katalisatorische Wirkung gehabt hat und weiterhin hat, betrifft die immer stärkere Sensibilisierung für und Forderung nach einer ganzheitlichen, gesundheitsförderlichen Lebensgestaltung und einem ganzheitlichen, alternativen oder komplementärmedizinischen Gesundheitswesen. Diese Entwicklung wird durch die ständig steigende Gesundheitskompetenz weiter Bevölkerungsteile und die universale Verfügbarkeit der elektronischen Informationsdienste gefördert.

Auch hier leistet Spiritual Care als „Wiederentdeckung des ganzen Menschen“ einen wichtigen Beitrag (Heller/Heller 2014).

Aufgrund dieser in den letzten Jahren intensivierten Entwicklungen hat sich eine vollständige Überarbeitung und wesentliche Erweiterung der zweiten Auflage von 2012 nahegelegt. Die Grundstruktur des Buches wurde jedoch seit der ersten Auflage 2008 beibehalten, ebenso die Fokussierung auf neue Entwicklungen im deutschsprachigen Raum. Die Thematik Spiritual Care ist in mehreren Kapiteln aufgenommen worden (z.B. 2.4.1, 2.4.4, 2.6). Ganz neu sind die Darstellung der religiös-spirituellen Landschaft in Deutschland, Österreich und in der Schweiz (2.2.1), ebenso die Kapitel zum Beitrag der Sprach- und Literaturwissenschaften (2.4.6), der Religions- und Kulturwissenschaften (2.4.7) sowie der Neurowissenschaften (2.4. 12). Im Hauptkapitel 5 wurde die Auswahl an Definitionen von Spiritualität wesentlich erweitert und damit die Grundlage für den eigenen Definitionsversuch I verbessert. Diese Erweiterung führte zu einer Überarbeitung und Präzisierung der Definition in Kapitel 5.2.2, welche neu anhand einer Tabelle und eines Modells verdeutlicht wird. Zur Überarbeitung gehört die Aufnahme von neuen Kongressen und akademischen Bildungsgängen ebenso wie die Bildung neuer Netzwerke. Das umfangreiche Quellenverzeichnis ist mit den wichtigsten Neuerscheinungen und Handbüchern nachgeführt worden.

Trotz der substantiellen Erweiterung und Aktualisierung bleibt der ursprüngliche Zweck und Charakter der Publikation erhalten, eine knappe thematische Einführung und verdichtete Darstellung des aktuellen Grundlagenwissens zur Verfügung zu stellen.

Ralph Steinmann

Bern, Ostern 2015

INHALTSVERZEICHNIS

1. Einleitung

Spiritualität ist ein ausserordentlich komplexes, vielschichtiges Querschnittsthema. Spiritualität berührt alle Lebensbereiche und Lebensstufen und damit auch alle Gesellschafts- und Wissenschaftsbereiche. Von der Begriffsdefinition über Interventionsstrategien bis zur Evaluation ist noch wenig gesichertes Wissen verfügbar. Der Begriff „Spiritualität" wird je nach Kultur, Weltbild und Religion, Wissenschaft und Bildungshintergrund unterschiedlich verwendet und ist deshalb umgeben von einem grossen Graubereich und Unschärfen, aber auch von Tabus und Vorurteilen, die von mangelndem Wissen herrühren. Es ist nicht einmal geklärt, welche Wissenschaft(en) für die Thematik zuständig ist(sind). Dies gilt auch für die Bezüge zwischen Spiritualität und Gesundheit bzw. Krankheit. Diese sollen in dieser Arbeit aus der Perspektive von Public Health, insbesondere aus der Sicht der Gesundheitsförderung und Prävention, beleuchtet werden.

Zur vorliegenden Arbeit haben zwei Gründe bzw. Motive geführt. Das eine Motiv geht auf die Erarbeitung der wissenschaftlichen Grundlagen für eine nationale Strategie zur Stressprävention und Förderung psychischer Gesundheit in der Schweiz zurück (Steinmann 2005). In Anlehnung an die klassische Definition der Weltgesundheitsorganisation WHO von 1948 lehnten die ExpertInnen der interdisziplinären Begleitgruppe die Berücksichtigung der Spiritualität als eigenständige Dimension der Gesundheit – neben der physischen, sozialen und psychischen – als nicht gesichert bzw. unwissenschaftlich ab. Aufgrund der grossen Fortschritte in der wissenschaftlichen Erforschung und der inzwischen verfügbaren Evidenz einerseits und der zunehmenden Thematisierung spiritueller (und religiöser) Themen in der Öffentlichkeit anderseits lässt sich diese Position nicht mehr aufrechterhalten. Diese Lücke soll hier insbesondere für Public Health durch eine knappe thematische Einführung und verdichtete Darstellung des aktuellen Grundlagenwissens geschlossen werden.

Das andere Motiv hängt mit der Gefahr zusammen, dass der Begriff „Spiritualität" aufgrund seiner Unschärfe und beliebigen Verwendung als „Container-Begriff" diskreditiert wird und für die seriöse Diskussion in Öffentlichkeit und Wissenschaft verloren geht. Die begriffliche Unschärfe zeichnet auch positive Züge aus (vgl. Roser 2007: 250; Roser 2012: 237ff.): Sie (be)wahrt einerseits die Autonomie und Würde des gesunden und kranken Menschen in einer Kern-Dimension seines Seins vor Übergriffen durch Wissenschaft und Gesellschaft. Anderseits hat Spiritualität in ihrer, für das Menschsein konstituierenden, transkulturellen, universalen Eigenschaft im Kern das Potenzial, die Menschheit jenseits aller Unterschiede von Herkunft, Rasse, Religion, Alter, Gender zu verbinden. Spiritualität ist aufgrund ihrer transreligiösen Eigenschaft über konfessionelle Grenzen hinaus für verschiedenste religiöse und nichtreligiöse Vorstellungen und Überzeugungen, Verhaltensweisen und Praktiken anschlussfähig. Die Tatsache, dass eine gewisse definitorische Unschärfe mit Sicherheit auch in Zukunft akzeptiert werden muss, und die Anstrengungen, die selbst mit einer approximativen, pragmatischen Arbeitsdefinition verbundenen sind, dürfen kein Grund sein, den Begriff und damit eine Kern-Dimension menschlicher Existenz aus Wissenschaft und Gesellschaft auszublenden und damit zu verdrängen, ja zu verleugnen.

In diesem Sinn möchte die vorliegende Arbeit einen Beitrag zur „Rettung" bzw. Anschlussfähigkeit des Begriffs für die öffentliche Diskussion und die Wissenschaft(en) leisten. Fernziel wäre freilich Anstoss zu geben zur Überarbeitung, mindestens Ergänzung der nicht mehr zeitgemässen Definition der Gesundheit der WHO durch die spirituelle Dimension (s. Kpt. 2.4.13).

Zum Wissens- und Kompetenzaufbau in diesem für Public Health weitgehend neuen Bereich gehört die Erörterung der gesellschaftlichen und vor allem der komplexen wissenschaftlichen Ausgangssituation in den angesprochenen Themenfeldern (Kpt. 2). Diese allgemeine, einführende Auslegeordnung ermöglicht erst die Herausarbeitung spezifischer Fragestellungen zum Verhältnis von Spiritualität und Gesundheit bzw. Krankheit (3). Vor deren Bearbeitung werden wichtige konzeptionelle Anknüpfungspunkte dargestellt, welche einer theoretischen und methodischen Verankerung der The-matik dienen (4). Im daran anschliessenden Hauptkapitel wird der Versuch unternommen, die Begriffe „Spiritualität" und „spirituelle Gesundheit" u.a. mit Hilfe von Modellen ein- und abgrenzend zu definieren (5). Das nachfolgende Kapitel beantwortet die spezifischen Fragestellungen zum Verhältnis von Spiritualität und Gesundheit bzw. Krankheit (6). Die Arbeit schliesst ab mit Schlussfolge-rungen für den Umgang mit Spiritualität, insbesondere in Gesundheitsförderung und Prävention, Überlegungen zum Forschungsbedarf sowie einem Ausblick und einer Selbstreflexion zum Arbeits-prozess (7). Die vorliegende Arbeit entspricht in weiten Teilen einem Literaturbericht. Deshalb widerspiegelt das Quellenverzeichnis in seiner Breite und Tiefe die thematische Komplexität und die wachsende fachspezifische, inter- und transdisziplinäre Bearbeitung.

Bezüglich des methodischen Vorgehens wurde das Best Practice-Konzept von Gesundheitsförderung Schweiz mit den drei Dimensionen „Werte, Wissen, Kontext" immer wieder reflektiert (www.gesundheitsfoerderung.ch). Die Quellen wurden nur für den Themenbereich „spirituelle Gesundheit" (5.2) sowie nur in Bezug auf die Public Health-Teilwissenschaften Gesundheitsförderung und Prävention systematisch erhoben. Die Recherche wurde auf die in www.pubmed.gov (MEDLINE®) erfasste Literatur beschränkt.

2. Spiritualität in Gesellschaft und Wissenschaft

2.1 Die Gesundheitsgesellschaft – neues Gesundheitsbewusstsein

Gemäss Nefiodow wird bis etwa 2020 der Zyklus des Informationszeitalters durch den 6. Kondratieff-Zyklus der Gesundheit und der biomedizinischen Technologie abgelöst (Nefiodow 1999). Nach der Sicherung des Überlebens und der öffentlichen Gesundheit im 19. Jahrhundert und dem Zugang zur medizinischen Versorgung bei Krankheit, Invalidität und im Alter im letzten Jahrhundert sind wir heute in der dritten Gesundheitsrevolution angekommen. In dieser wird Gesundheit selber zur treibenden Kraft für moderne Individuen und Gesellschaften (Kickbusch 2006).

Die „Gesundheitsgesellschaft" definiert Gesundheit neu losgelöst von ExpertInnen und unabhängig vom Krankenversorgungssystem und der Medizin als Ausdruck und Teil der modernen Lebensqualität, des Wohlbefindens und des Lebensglücks, als Ressource und Fähigkeit (ebd.: 35, 146f.). Kickbusch definiert Emanzipation, positive Orientierung und Identität sowie Solidarität als drei von sechs Elementen des neuen Gesundheitsbewusstseins (ebd.: 38ff.). Ebenso wie das erhöhte Gesundheitsbewusstsein können auch Krankheit und Behinderung zum bestimmenden Teil der Identitätsfindung und Sinnstiftung werden.

Der Politologe Ronald Inglehart, der von Ann Arbor aus die alle 5 Jahre in 95 Ländern durchgeführte *„World Values Survey"* leitet, stellt fest, dass – anders als noch in den Siebzigerjahren gemeinhin angenommen – keine weltweite Säkularisierung stattgefunden hat, sondern die Religion weltweit an Bedeutung gewinnt. Dabei formieren sich aber andere religiöse Ausprägungen, weg von traditionellen Kirchen hin zur eigenständigen Sinnsuche. Man „folgt nicht einem diktierenden Prediger, sondern wählt eine eigene Religion" (Inglehart zit. in: Hossli 2007: 16). Die persönliche religiös-spirituelle Orientierung ist synkretistischer Art und speist sich aus der großen Vielfalt der heute global zugänglichen klassischen und modernen Spiritualitäten. Dieser multiplen religiös-spirituellen Identität oder „Patchwork-Spiritualität" entspricht aus religionspsychologischer Sicht eine „interne Pluralität", die zu einer „Patchwork-Identität" führt (Schnell 2009: 164). Aus religionssoziologischer Sicht wird diese Entwicklung als „Privatisierung der Religion" charakterisiert (Luckmann 1991: 108ff.). Zum prioritären Ort der Religion werden die Biographie des einzelnen und die Privatsphäre mit einer Vielzahl von Modellen der Transzendenz (Gabriel 2010: 37).

Gleichzeitig und in Übereinstimmung mit der Entwicklung zur personalisierten Religion und Spiritualität stellt Inglehart vor allem in den englischsprachigen Ländern mit eher traditionell-religiösen Werten und in den Ländern des protestantischen Europa mit eher säkular-rationellen Werten einen klaren Trend zur Selbstverwirklichung fest. Damit verbunden ist der „Megatrend Spiritualität", ein von vielen Autoren benutzter Trend-Begriff, obschon vieles darauf hindeutet, dass die moderne(n) Spiritualität(en) mehr als eine Modeerscheinung ist(sind) und nicht pauschal mit dem postmodernen Muster der Beliebigkeit gedeutet werden können (Heller/Heller 2014: 62). Dieser Entwicklung liegen aus soziologischer Sicht tiefgreifende Umstrukturierungen der gesamten Gesellschaft zugrunde. Damit verknüpft sind einerseits die zunehmende Rationalisierung, Differenzierung und Demokratisierung der Gesellschaft. Diese strukturellen Veränderungen haben in Verbindung mit den neuen Freiheiten und immer weitreichenderen Optionen der Lebensgestaltung in allen Bereichen, zu einer immer stärkeren Individualisierung bzw. zur „**Ich-Gesellschaft**" geführt (Stolz et al. 2014). Anderseits erfordern die veränderten Strukturen neue, angepasste Werte. Die noch in der ersten Hälfte des 20. Jahrhunderts in westlichen Gesellschaften dominierenden Pflicht- und Akzeptanz-Werte sind ab den 60er Jahren durch individualistische Werte wie Selbstbestimmung und Selbstentfaltung, Kreativität, Spontaneität, Ungebundenheit und Selbstverwirklichung abgelöst worden (Stolz 2005: 126ff., im Anschluss an Klages 1985).

Dieser Wertewandel kulminiert in der immer noch zunehmenden Bedeutung und Neuinterpretation des Gesundheitsbegriffs. Die mit Jugendlichkeit und Fitness, Schönheit, Wohlbefinden und Lebensqualität assoziierte Gesundheit steht im Westen an erster Stelle der Werte-Hierarchie (Duncker 2000). Gesundheit ist jedoch nicht nur zum unbestrittenen „höchsten Gut" postmoderner Gesellschaften geworden (vgl. Honnefelder 2010) – ganz in Übereinstimmung mit den Wachstumsraten der Gesundheitsmärkte westlicher Länder. Gesundheit hat verbunden mit den neuen Werten der Selbstentfaltung und Selbstverwirklichung in den letzten Jahrzehnten auch immer stärkere Züge einer Religion angenommen. Im Zusammenhang mit dem anhaltenden Rückgang der kirchlich institutionalisierten Religion im Westen und des Glaubens an einen persönlichen Gott hat Gesundheit die Funktion einer „**Ersatzreligion**" eingenommen (Gabriel 2010). Aufgrund des gesteigerten Bedürfnisses nach persönlichen, subjektiven Erfahrungen, welches die eigene Körperlichkeit zu einem bevorzugten Gegenstand von Transzendenzerfahrungen macht, kann Gesundheit aus religionssoziologischer Perspektive ausserdem als „Diesseitsreligion" bezeichnet werden (eda. 34ff., und Honer et al. 1999 im Anschluss an Luckmann 1991). Aus aktueller philosophischer Sicht wiederum wird Gesundheit sogar als „transzendentales Gut" verstanden (Wolfgang Kerstin in Gabriel 2010, 39). Am anderen Ende der modernen Werte-Hierarchie stehen Krankheit und Leiden als grundsätzlich negative Erscheinungen. Nichts wird in der Gesundheitsgesellschaft unversucht gelassen, um Krankheiten unter allen Umständen und in allen Formen und Lebensphasen zu vermeiden – auch im Wissen, dass bestimmte Krankheiten, beispielsweise in der Kindheit, für eine gesunde Entwicklung und die Stärkung des Immunsystems förderlich, ja notwendig sind.

Der weltweite Wertewandel in einer globalisierten Welt hat auch bezüglich Religion und Spiritualität seinen Ursprung in den USA, von wo er sich auf Europa und die übrige Welt ausgebreitet hat (vgl. die New-Age-Bewegung: Bochinger 1994). Für die Rezeption in den USA ist zu beachten, dass *„spiritual"* bzw. *„spirituality"* in der Populär- und leider auch in der wissenschaftlichen Literatur u.a. mit *„religious"* bzw. *„religion"* gleichgesetzt wird. Dies schliesst auch die Mitgliedschaft in einer Kirche und Gottesdienstbesuche mit ein. Die USA unterscheiden sich gegenüber West-Europa durch einen geringeren Säkularisierungsgrad, höhere Selbstverständlichkeit des Religiösen und durch eine Vielfalt christlicher Denominationen statt konfessioneller Dominanz. Der amerikanische Gesundheitsmarkt hat die Begriffe noch weiter verwässert, so dass auch das seichteste Wellness-Angebot noch als *„spiritual"* beworben werden kann, ohne Anstoss zu erregen (siehe die Vergleichsstudie zu Spiritualität in Deutschland und USA von Streib/Hood: im Druck). Als Folge dieser Unterschiede können die nicht mehr überschaubaren Studien und Forschungsergebnisse aus den USA zu Spiritualität, Religiosität und Religion und deren Bezug zu Gesundheit und Krankheit für Europa nicht unbesehen übernommen werden. Deshalb wird das nachfolgende Kapitel zum Spiritualitätsmarkt mit einem Überblick über die religiös-spirituelle Landschaft deutschsprachiger Länder eingeleitet.

Mit bestimmten Aspekten der Lebensqualität, des Wohlbefindens und Lebensglücks ebenso wie mit Ressource und Fähigkeit sowie Identität und Sinn(stiftung) sind Grunddimensionen der Spiritualität angesprochen. Dazu gehört auch Selbstverwirklichung. Wie noch dargelegt wird, ist Spiritualität jedoch mehr als Selbstverwirklichung im Sinne des Mega-Trends „Individualisierung" bzw. der Verwirklichung einzelner Persönlichkeitsaspekte.

Die von Kickbusch erwähnten Elemente des neuen Gesundheitsbewusstseins – und damit auch Spiritualität und Religion – manifestieren sich in zunehmendem Maß in allen vier Gesundheitsdomänen: persönliche, öffentliche, medizinische und marktorientierte Gesundheit (Kickbusch 2006: 33, 38).

2.2 Spiritualität und Gesundheitsmarkt

Nach einer Übersicht über die religiöse Landschaft der deutschsprachigen Länder werden in diesem Kapitel der Wellness-, Psycho- und Esoterik-Markt mit seinen Hauptakteuren, den Anbietern mit ihren Angeboten, den Zielgruppen sowie den Medien, vorwiegend in Deutschland, Österreich und der Schweiz, dargestellt.

2.2.1 Die religiös-spirituelle Landschaft in Deutschland, Österreich und der Schweiz

Wie sieht die Landschaft der äusseren und vor allem inneren Religiosität und Spiritualität der breiten Bevölkerung in (West-) Deutschland, Österreich und der Schweiz aus? Der Religionswissenschaftler, Psychologe und Theologe Stefan Huber, Professor für Empirische Religionsforschung und Theorie der interreligiösen Kommunikation an der Universität Bern, hat einen umfassenden und gleichzeitig differenzierten Religionsmonitor entwickelt. Dieser erlaubt aufgrund seines weit gefassten Religiositätsbegriffs zum Teil auch weitreichende, repräsentative Aussagen zu Aspekten der Spiritualität. Aufgrund ihrer Bedeutung für das Verständnis von Religiosität und Spiritualität und der Bewältigung von Krankheit und Lebenskrisen in den drei genannten Ländern werden nachfolgend die wichtigsten Ergebnisse der Erhebung von 2007 zusammengefasst (Huber 2011). Generell bestätigen sie indirekt die Thesen von der partiellen Aufklärungsresistenz der Religion (Lübbe 2004) und der Wiederkehr des Religiösen in der Neuzeit mit einigen wichtigen, bereits erwähnten Unterschieden gegenüber den USA (Kpt. 2.1).

Zunächst stellt Huber im Zeichen der Säkularisierung aus religionssoziologischer Perspektive nicht überraschend fest, dass mit der dramatischen Abnahme der Anteile der grossen christlichen Kirchen eine Zunahme der konfessionslosen Wohnbevölkerung verbunden ist. Als zweite Grundtendenz stellt er aufgrund der Pluralisierung eine rasante Zunahme islamischer Gemeinschaften und ein Wachstum kleinerer christlicher Kirchen und anderer Religionsgemeinschaften fest.

Mit Hilfe eines multidimensionalen Religiositätsmodells und Tests, dem „Religiositäts-Struktur-Test RST", gelang es Huber die individuelle Religiosität anhand von sechs religionssoziologisch definierten Kern- und einer übergreifenden Zentralitäts-Dimension zu messen.

1. Dimension des **Intellekts**: Zwischen 63% in Österreich) und 83% der Bevölkerung in der Schweiz denken mindestens gelegentlich über religiöse Themen nach, 40% sogar oft oder sehr oft in West-Deutschland.

2. Dimension der **Ideologie/Glaube**: 53% der westdeutschen und sogar 59% der Schweizer-Bevölkerung glauben ziemlich oder sehr daran, dass es Gott oder etwas Göttliches gibt. Daran glauben wenig oder gar nicht nur 23% in der Schweiz bzw. 26% in West-Deutschland.

3. Die Dimension der **religiösen Erfahrung** berücksichtigt zwei Grundstrukturen:
   A) „**Du-Erfahrungen**", in welchen die Transzendenz als ein „Gegenüber" wahrgenommen wird (theistische Konstruktionsweise). Entsprechende Situationen, mit welchen das Gefühl verbunden ist, dass Gott oder etwas Göttliches in das persönliche Leben eingreift, werden zwischen 42% (Österreich) und 48% der Bevölkerung (Schweiz) mindestens gelegentlich erlebt, oft oder sehr oft zwischen 15% (Österreich) und 23% (Schweiz).
   B) In „**All-Erfahrungen**" wird die Transzendenz als ein alles durchdringendes Prinzip wahrgenommen (pantheistische Kon-

struktionsweise). Situationen, in welchen die Befragten das Gefühl haben, mit Allem Eins zu sein, werden von 41% (West-Deutschland) bis 56% (Schweiz) mindestens gelegentlich erlebt, von 25% der Schweizer-Bevölkerung sogar oft oder sehr oft.

4. Die Dimension der **privaten Praxis** wird analog zu jener der religiösen Erfahrung durch zwei Indikatoren erhoben, einerseits bezüglich des dialogischen Gebets ((poly-)theistisch) und anderseits in Bezug auf die partizipativ strukturierte Meditation (pantheistisch):
   A) Zwischen 35% (Schweiz) und 45% (West-Deutschland) **beten** mindestens einmal in der Woche, 29% der westdeutschen und Schweizer-Bevölkerung sogar einmal oder mehrmals am Tag.
   B) Zwischen 17% (Österreich) und 34% (Schweiz) **meditieren** mindestens einmal in der Woche, 10% der westdeutschen und 17% der Schweizer-Bevölkerung sogar einmal oder mehrmals am Tag.

   An einen persönlichen Gott gerichtete Gebetspraxen sind in allen drei Ländern wesentlich häufiger als Meditationen. Wie Huber aufzeigt, werden die beiden Grundformen religiöser Erfahrung und der privaten religiösen Praxis jedoch nicht als sich ausschliessende Alternativen wahrgenommen, sondern überschneiden und verstärken sich wechselseitig. So üben 55% der österreichischen, 56% der west-deutschen und sogar 66% der Schweizer-Bevölkerung mindestens einmal im Monat eine der beiden Grundformen der privaten religiösen Praxis aus.

5. Dimension der **öffentlichen Praxis**: An Gottesdiensten nehmen zwischen 23% (West-Deutschland) und 33% (Schweiz) mindestens einmal im Monat teil, 19% der österreichischen Bevölkerung sogar mindestens einmal in der Woche. Damit ist i.d.R. eine vertiefte Integration in das soziale Netzwerk einer religiösen Gemeinschaft verbunden.

6. Die letzte Dimension „(religiös-ethische) **Konsequenzen für den Alltag**“ ist weniger scharf definiert als die fünf vorangehenden Kern-Dimensionen: 28% der österreichischen und 31% der Schweizer-Bevölkerung leben in ihrem Alltag ziemlich oder sehr stark nach religiösen Geboten wie z.B. Reinheits-, Kleidungs- oder Ernährungs-Geboten.

Für unsere Thematik sind Hubers Auswertungen zu vier Indikatoren besonders interessant, welche die Wichtigkeit der Religiosität bei Krankheit, Lebenskrisen, Lebensübergängen und Sinnfragen erfassen. Für alle drei Länder ergibt sich eine mittelgrosse Relevanz der Religiosität für die Krankheits- und Krisenbewältigung von fast 80% und eine grosse Relevanz bei mehr als einem Drittel der Bevölkerung. Das heisst, dass rund vier Fünftel der Bevölkerung in persönlichen Krankheits- und Krisensituationen entweder selber auf religiöse Ressourcen zurückgreifen oder aber darauf angesprochen und entsprechend aktiviert werden können. Im Ländervergleich fällt auf, dass in fast allen Dimensionen die Schweizer-Bevölkerung die höchsten Intensitätsgrade aufweist.

Mit der übergreifenden Dimension der **Zentralität** schliesslich wird durch eine allgemeine Messung der Intensitäten der ersten fünf Kern-Dimensionen ein repräsentativer Querschnitt der Religiosität im Leben eines Individuums abgebildet. So beträgt der Anteil religiöser oder hoch-religiöser Menschen in Österreich 76%, in West-Deutschland 81% und in der Schweiz sogar 85%; der Anteil hochreligiöser Menschen alleine beträgt 22% bzw. 23% bzw. 25%. Bei dieser letzten Gruppe durchdringen religiöse Inhalte und Deutungsmuster das gesamte Erleben und Verhalten. Huber hält es für unwahrscheinlich, dass diese Gruppe schwere Krankheiten und Lebenskrisen ohne Rückgriff auf religiöse Bezüge bewältigt. Damit ist die Aufgabe für Ärzte und Pflege gegeben, zumindest bei dieser Gruppe von Hoch-Religiösen, zu der jeder vierte oder fünfte Patient gehört, religiös-spirituelle Vorstellungen zu thematisieren. Als ersten Schritt schlägt Huber die standardmässige Erfassung der Zentralität der Religiosität in der Diagnostik vor.

Aufschluss zu den spirituellen Bedürfnisse und Ressourcen von Patienten gibt z.B. das multiprofessionelle Forschungsprojekt **„SPIR – Erhebung der spirituellen Überzeugungen und Bedürfnisse des Patienten“**, welches am Interdisziplinären Zentrum für Palliativmedizin der Universität München 2004 durchgeführt wurde (Roser 2007: 246ff.). Kern der Studie war eine spirituelle Anamnese aufgrund eines halbstrukturierten Interviews mit vier Leitfragen (vgl. Riedner/Hagen 2011). Diese galten der Selbstbeschreibung des Patienten als gläubigen oder religiös-spirituellen Menschen, der Wichtigkeit und des Einflusses der religiös-spirituellen Überzeugungen für das Leben des Patienten, seine Integration in einer spirituellen oder religiösen Gemeinschaft, sowie der Rolle, die der Patient im Umgang mit diesen Fragen, dem Arzt, der Ärztin oder der Seelsorgeperson zuschreibt. Die randomisierte Studie wurde unter erwachsenen onkologischen und Palliativpatienten in einer ambulanten onkologischen, einer ambulanten psychoonkologischen Praxis sowie stationär am Klinikum der Universität München durchgeführt, einerseits durch die palliativmedizinische Einrichtung (Ärzte und Seelsorger) und anderseits durch Mitarbeitende der Klinikseelsorge. Die Ergebnisse zeigten eine hohe Akzeptanz für eine Erhebung spiritueller Bedürfnisse und Ressourcen und zwar sowohl auf Seiten der Patienten als auch auf Seiten der Ärzte und Seelsorger. Patienten wünschten sich jedoch, eher von ärztlichem Personal als von Seelsorgepersonen auf spirituelle Fragen angesprochen zu werden. Daraus kann geschlossen werden, dass spirituelle Aspekte nicht auf den Kontakt mit der Seelsorge einzuschränken sind. Die Studie belegt, dass mit multiprofessionellen Teams (u.a. Ärzte, Pflegekräfte, Seelsorger, Theologen, Sozialarbeiter) und der Hilfe eines handhabbaren Instruments religiös-spirituelle Bedürfnisse von Patienten wahrgenommen, erhoben und diagnostiziert, und deren spirituelle Ressourcen zum Zweck der Bewältigung von Krankheiten und Verlusterfahrungen und zur Förderung der Lebensqualität erschlossen werden können. Die Studie ist ein wichtiger Meilenstein für die Integration von Spiritual Care in Palliative Care und in der Entwicklung einer ganzheitlich orientierten Medizin (vgl. Kpt. 2.4.1).

Diese inzwischen durch weitere Studien bestätigte und differenzierte Bedürfnislage in West-Europa korrespondiert mit den Ergebnissen einer amerikanischen Umfrage unter krebskranken PatientInnen in fortgeschrittenem Krankheitsstadium und mit unterschiedlichem kulturellem Hintergrund. 72% der PatientInnen beklagten sich über minimale oder gänzlich fehlende Unterstützung in Bezug auf ihre religiösen Bedürfnisse durch das klinische Umfeld (Balboni et al. 2007).

2.2.2 Wellness-, Psycho- und Esoterik-Markt

Der Gesundheitsmarkt ist die dominierende Gesundheitsdomäne. Gesundheit ist der am stärksten wachsende Markt. Der Wellness-Markt allein ist gemäss P.Z. Pilzer in den USA in fünf Jahren (2002-2007) von $ 200 auf $ 500 Milliarden gewachsen und das Wachstum wird sich parallel zur Entwicklung neuer Wirtschaftszweige voraussichtlich in den nächsten 5 Jahren noch verdoppeln (Kickbusch 2007: F. 41, 46; vgl. Pilzer 2007). Er zeigt die gesamte Bandbreite positiver und negativer Erscheinungen von seriösen, tiefgehenden Angeboten der Sinnfindung, des Sinnerlebens und der bewussten Lebensgestaltung über die hemmungslose Vermarktung von Spiritualität durch *„Lifestyle-Gurus"* bis zu trivialen und sogar abstossenden *„Healthstyle"*-Produkten. In deren Marketing wird die Kundschaft dahingehend beraten, dass sie mit dem Produkt ihre angestrebte Individualität verwirklichen kann, quasi als Antwort auf die Frage: „Und was für eine Seele hätten Sie denn gerne?" (Zöllner 1998: 22; vgl. Gauthier/Martikainen 2013).

Zum Wellness-Markt gehören neben betreffenden Print- und elektronischen Medien, *„Life-„* und *„Healthstyle"*-Medikamenten, Kosmetik und Pflege, kosmetischer Chirurgie, (Ergänzungs-) Nahrung, Massage und Physio-, auch Urlaubs- und Kur-Angebote sowie Fitness und Sport (Kickbusch 2006: 154). Unter *„Wellness"* wird jedoch vor allem in den USA längst nicht nur körperliches, sondern auch psychisches, soziales und sogar „spirituelles" Wohlbefinden –

dann besser „*well-being*" genannt – verstanden. Unter diesem erweiterten Wellness-Begriff sind zusätzlich die gesamte Alternativ- und Komplementär-Medizin einschliesslich transkulturelle Heilmethoden einzubeziehen[1] sowie die Ratgeber-Literatur; ausserdem das gesamte Informations- und Beratungs-, Bildungs- und „Retreat"-Angebot im Bereich der New-Age-Szene bzw. der Psychologie und Esoterik (Hellmeister/Fach 1998), das auf die Gemeinschafts-, Selbst- und Sinnfindung und die Bewusstseinsentwicklung abzielt. Letztere sind Angebote im Cluster-Bereich „alles für die Seele", die potentiell mit „Spiritualität und Gesundheit" im weitesten Sinne – aber teilweise auch mit den übrigen drei Hauptdimensionen der Gesundheit – assoziiert werden können (Kickbusch 2007: F. 47f.).

Nicht zum Wellness-Markt gehören Angebote zur stationären Therapie und Begleitung von Glaubens- und Sinn- bzw. „spirituellen Krisen" und aussergewöhnlichen Erlebnissen (Heiligenfeld Kliniken 2006; Klinik SGM Langenthal (Stiftung für ganzheitliche Medizin) 2003). Die Grenzen zwischen Gesundheits- und Therapieangeboten und zwischen ressourcen- und krankheitsorientierten Heilmethoden sind jedoch fliessend. Siehe z.B. den Ansatz von Bert Hellinger zwischen familiensystemischer „phänomenologischer Psychotherapie" und medialer Geistheilung (Hellinger und ten Hövel 2007).

2.2.3 Angebote

Auch der Gesundheits-, Psycho- und Esoterik-Markt ist längst globalisiert. Auf jedem Yoga- und Meditations-Markt, zum Beispiel, findet sich die gesamte Bandbreite von Angeboten, vom konventionellen Hatha-Yoga und Tai Chi für jedermann, Yoga für Nacken, Schultern und Rücken, über den Power-Yoga für Karrierebewusste,

---

[1] Im gesamtschweizerischen Diplom-Lehrgang „Wellness-Manager/in" der Klubschule Migros gehören der Freizeit-, Tourismus- und Gesundheitsmarkt, Beauty/ Better Aging, Komplementärmedizin sowie Sicherheits- und Hygienemanagement zur Branchenkompetenz (MGB-Koordinationsstelle der Klubschulen 2007: 6).

Yoga für SeniorInnen und Schwangeren-Yoga bis zum wochenlangen Meditations-Retreat. In einem Fall wird während neun Tagen insgesamt zehn Stunden täglich buddhistische Achtsamkeitsmeditation oder Vipassana („klares – zwischen Wirklichem und Unwirklichem unterscheidendes – Sehen") geübt, verhalten sich die Teilnehmenden auch sonst schweigend und dürfen einander nicht einmal in den Pausen in die Augen schauen (Zbinden 2007). Diese Beispiele verdeutlichen die unterschiedlichen Wirkungsbereiche und Ziele der einzelnen Angebote, von der rein physischen, über die soziale und psychische bis zur transpersonalen oder spirituellen Ebene. Ebenso erlauben diese Beispiele Rückschlüsse auf das Gefälle des Anspruchs- und Kompetenzniveaus der Teilnehmenden.

2.2.4 Anbieter

Der globalisierte Markt wird von einer unüberblickbaren Zahl von privaten Anbietern unterschiedlichster Provenienz und Qualifikation dominiert. Als Haupttypen religiös-spiritueller Anbieter werden aus der Sicht der Schweiz Grosskirchen, Freikirchen, alternativ-spirituelle Anbieter sowie säkulare Anbieter, das heisst Freidenker, atheistische Vereinigungen etc., unterschieden (Stolz et al. 2014: 128ff.).

Beispiele für die wachsende Gruppe privater alternativ-spiritueller Anbieter sind spirituelle Zentren, Klöster und Ashrams – oft in der Nähe von „Kraftorten" (Rüfenacht/Rüfenacht 2007) – ; ausserdem Kliniken mit grenzüberschreitenden Angeboten sowie Meditationsgruppen, zumeist mit spiritueller Leitung. Erwähnenswert sind ferner Selbsthilfegruppen, die sich bei ihrer Auseinandersetzung mit chronischen Krankheiten auch mit spirituellen Fragen befassen.

Ein ebenso wachsender Markt ist der Psychomarkt. Die Anbieter des deutschen Psychomarktes sind „zu zwei Dritteln weiblichen Geschlechts, im Schnitt 43 Jahre alt und verfügen über ein hohes Bildungsniveau. Sie arbeiten mit Konglomeraten von durchschnittlich acht bis neun Methoden. (...) Mehr als 90% der Anbieter sind überzeugt von der Existenz einer höheren Wirklichkeit und der Möglichkeit, dass diese mit Hilfe bestimmter Methoden zugänglich werden kann." (Hellmeister/Fach 1998: Abstract). Diese Haltung ist mit dem Glauben an Reinkarnation und Karma verknüpft. 82% berichten von spirituellen Erfahrungen.

Im Zeitalter der Globalisierung und Virtualisierung scheinen die Optionen unbegrenzt. So ist es möglich, dass sich Schweizer Manager von einem mongolischen Schamanen und Stammesoberhaupt in spiritueller Führung unterrichten lassen (Puntas Bernet 2006). Unter den Stichworten „**Online-Religion**" und „**Cyber-Spiritualität**" hat sich ein enorm wachsender, völlig unüberschaubarer virtueller Markt entwickelt. Dazu gehören auch Tele- und Videoseminare (s. z.B. Treiber 2010). Die Google-Eingabe *"online spiritual courses"* ergab im März 2015 über 1400 Treffer.

Die unbegrenzten Möglichkeiten führen zu einer Überforderung der Nachfrager. Für ein Verständnis der oft synkretistischen Angebote und vor allem für eine realistische Einschätzung der Transfer-Möglichkeit in das persönliche private und berufliche Setting sind Kenntnisse des spezifischen trans-kulturellen Kontextes – inzwischen oft ein Potpourri verschiedener asiatisch-traditioneller und westlich-moderner Einflüsse – notwendig.

Qualitätssicherung ist auf dem Markt spiritueller Lebenshilfe dringend nötig (Utsch 2012a). Für den Bereich der Komplementärmedizin in der Schweiz bürgt das ErfahrungsMedizinischeRegister EMR, eine unabhängige, national tätige Stelle, seit 1999 durch die Vergabe eines Qualitätslabels für die Aus- und Fortbildung in über 120 alternativen Therapieformen für Mindeststandards. Ausserdem schafft ein Internetverzeichnis aller registrierten Therapeuten Transparenz.

Ein aussergewöhnlicher Anbieter in Zeiten des Fundamentalismus und der sozialen Desintegration ist der **Verein „Haus der Religionen – Dialog der Kulturen"** in Bern. Seit 2001 macht er den Dialog der Religionen und Kulturen in der Stadt und Region konkret erlebbar und fördert durch seine innovativen Bildungs-, Informations- und Begegnungsangebote den Respekt und das friedliche Zusammenleben. Im Dezember 2014 konnte das Haus der Religionen, welches neben diversen konfessionellen auch multireligiöse Kult- und Andachtsräume umfasst, zusammen mit rund 10‘000 BesucherInnen eingeweiht werden. Der Verein organisiert und führt im Zweijahresrhythmus das *„Fête KultuRel“* durch, an welchem in einem festlichen Rahmen einer breiten Bevölkerung die Kulte und Riten anderer Religionen nähergebracht und die Bedürfnisse der Angehörigen dieser Religionen und Kulturen erlebbar gemacht werden. In Zusammenarbeit mit der Arbeitsgemeinschaft christlicher Kirchen der Region Bern führt der Verein im Haus der Religionen das Projekt „*Nacht der Religionen*“ im Sinne einer „Nacht der offenen Türen von Moschee, Tempel, Synagoge, Kirchen und weiteren Zentren der Weltreligionen“ durch (www.nacht-der-religionen.ch). Gemeinsam mit der Fachhochschule Sozialarbeit hat der Verein den Zertifikatslehrgang „Moderation und Mediation im interkulturellen und interreligiösen Dialog“ ins Leben gerufen und ist Gastgeber für thematisch verwandte nationale und internationale Veranstaltungen.

Für seine besonderen Verdienste für die Integration der Migrationsbevölkerung ist der Verein 2006 von der Stadt Bern mit dem Integrationspreis ausgezeichnet worden. In der Laudatio wurde u.a. gewürdigt, dass der Verein „Integration der verschiedenen Kultur- und Religionsgemeinschaften als einen konkreten sozialen und gesellschaftspolitischen Prozess, der Information, Begegnung, Bildung, Gleichstellung und Zusammenarbeit aller erfordert, versteht“ (Olibet 2006). Als besonders wertvoll wurde die Offenheit der Vereinskultur hervorgehoben, dass der Dialog der Kulturen auch nicht-religiös geprägte Wertekonzepte wie Aufklärung, Menschenrechte, gesellschaftspolitische Mitverantwortung und Gleichstellung beinhalte, damit die Unterschiede als Bereicherung und nicht als Abgrenzung erfahren würden (eda.). Der in diesem Ausmass nicht zu erwartende Erfolg des Berner Hauses der Religionen ist Ausdruck für das Bedürfnis dieser Region nach Spiritualität *und* Spiritualitäten in ihrer ganzen Breite und Vielfalt.

2.2.5 Zielgruppen

Die Zielgruppen für „spirituelle Angebote“ sind ebenso breit und heterogen wie die Anbieter und deren Angebote. In Übereinstimmung mit Viktor E. Frankl und dem dieser Publikation zugrunde liegenden Leitsatz, ist Spiritualität nicht das Vorrecht einer Gesellschaft oder Religion, einer Alters- oder Lebensphase, sondern eine Dimension des Menschseins, die *a priori* in allen Menschen unabhängig aller Unterschiede und biopsychosozialen Benachteiligungen angelegt und während der ganzen Lebensspanne zugänglich ist (für empirische Studien siehe Bucher 2014: 85-112). Am Beispiel der abenteuerlichen Autobiographie des Musikers, Frei- und Querdenkers Achim Rohrer wird die Relevanz spiritueller Themen über die ganze Lebensspanne deutlich. Gleichzeitig handelt es sich dabei um ein authentisches Zeugnis für die mögliche Odyssee auf der Suche nach Orientierung, Sinn und Glauben auf dem Spiritualitäts-Markt der vergangenen 50 Jahre (Rohrer 2013).

Auch – oder gerade – Kinder und Jugendliche haben in ihrer schwierigen Suche nach Sinn- und Identitätsfindung ein Bedürfnis nach Eingebettetsein in eine grössere Wirklichkeit und nach Verbundenheit mit den Mitmenschen, der Natur und einem grösseren Ganzen. Vom Kinder- und Jugend-Psychiater, -Psychotherapeuten und Theologen Hans-Rudolf Stucki stammt eine der wenigen erfahrungsbasierten Studien zu dieser Zielgruppe und Thematik (Stucki 2014; zum US-amerikanischen Kontext siehe Cotton et al. 2006).

Die Hauptzielgruppe sind jedoch eher Personen in der zweiten Lebenshälfte, in der die Grundfragen des Menschseins nach dem woher, wozu und wohin angesichts der Endlichkeit des irdischen Lebens immer präsenter und dringlicher werden. Dazu gehört die unter zunehmendem privatem und beruflichem Stress, Lebens- und Sinnkrisen leidende „Sandwich“-Generation zwischen 40 und 60 Jahren (Perrig-Chiello 2007). Die Lebensmitte ist eine bewegte Lebensphase mit vielen biographischen Übergängen, Mehrfachbelastungen, Rollentransformationen und entsprechend grossem und vielfältigem Krisenpotential. In dieser Phase, in welcher ja bereits die Weichen für ein gutes, sinnerfülltes Alter(n) gestellt werden, kommt Sinnfragen und wirksamen Coping-Strategien ein zunehmend grösserer Stellenwert zu (Fuchs 2012).

Aus Gründen der betrieblichen Gesundheitsförderung und Produktivität werden immer häufiger auch die Unternehmen selber angesprochen. So veranstaltet das renommierte Zentrum für spirituelle Wege „Benediktushof" regelmässig Wirtschafts-Symposien zu Themen wie „Achtsamkeit in Coaching, Training und Beratung. Einsatzmöglichkeiten und Nutzen von Achtsamkeit für Sie und Ihre Kunden" (2012) oder „Führen aus der Kraft der Stille" (2015).

Eine spezifische, noch zu entdeckende Zielgruppe stellen die „jungen Alten" bzw. gesunde, aktive SeniorInnen der Baby-Boomer-Generation dar. Die spirituelle Dimension ist aber für das dritte und vierte Lebensalter von genereller Bedeutung. Spiritualität und Religiosität sind von Gerontologen als wichtige Ressourcen für Lebensbewältigung, Lebenserfüllung und Wohlbefinden im Alter erkannt worden (s. Kpt. 2.4.3) – und zwar nicht nur im Kontext von Krankheitsbewältigung und Sterbebegleitung, sondern auch zur „normalen" Bewältigung des Alltags. Dazu gehören nicht nur der Umgang mit der abnehmenden körperlichen und geistigen Leistungsfähigkeit, sondern auch die Bewältigung von Verlusten nahestehender Menschen und der Umgang mit Einsamkeit und dem Risiko der Vereinsamung, speziell von verwitweten Frauen und Männern. Dazu gehört aber auch die Beantwortung der ewigen Fragen nach Sinn und Transzendenz, Schuld, Sühne und Vergebung, Erlösung und Befreiung (Frick 2002: 43f.). In einer zunehmend desintegriert-individualistischen und anhaltend materialistisch-leistungsorientierten Gesellschaft müssen ältere Menschen aber auch die Fähigkeit entwickeln, sich das Recht zuzugestehen, diese Fragen zuzulassen und ihnen Raum zu geben, und nicht dem sozialen Druck nach äusserlicher (Hyper-) Aktivität zu erliegen. Und dieser Druck wird mit der demographischen Entwicklung und den damit implizierten familiären und volkswirtschaftlichen Belastungen noch wachsen.

Die weiterhin zunehmende Lebenserwartung stellt jedoch nicht nur eine grosse Herausforderung für den alternden Menschen dar, sondern ist ein in der Menschheitsgeschichte erstmaliges Geschenk, wenn die damit verbundenen Chancen genutzt werden können. So erstaunt nicht, dass nicht nur gerontologische, sondern ebenso soziologische, philosophische und psychologische Publikationen zur Sinnfrage im Alter Hochkonjunktur haben (z.B. Gross 2013, Schmid 2013, Zsok 2007).

2.2.6 Medien

Die Medien widerspiegeln den Wellness-, Psycho- und Esoterik-Markt in oft übersteigerter, beliebiger oder tendenziöser Form. So steht zu Themen aus dem Bereich der Grenzgebiete der Psychologie bei der Berichterstattung von BILD und BILD am Sonntag der Sensationsaspekt im Vordergrund. Beim SPIEGEL wurde indessen fast ausnahmslos eine kritisch aufklärerische Haltung gefunden. Wegen ihrem Bezug auf simplifizierende Erklärungsmodelle der „Skeptiker"-Bewegung verhindert diese beim Leser eine differenzierte Auseinandersetzung (Mayer 2003). Themen wie „In der Mittagspause zur Erleuchtung" oder „Abspecken mit Gott" (Schweizer Fernsehen SF1 2007) versprechen hohe Zuschauerquoten und Auflagen. Ein amerikanisches Finanzunternehmen ist Besitzerin von Webseite und Magazin *„Spirituality & Health: The Soul/Body Connection"*, das über alles Wissenswerte zum aktuellen spirituellen Wiedererwachen berichtet (Reading Entertainment Group 2007). Auf den wild wuchernden Spiritualitäts-Markt in online-Medien ist bereits hingewiesen worden.

Im Bereich der Bildungsmedien kommen dem Film und Museum eine umso wichtigere Funktion bezüglich Aufklärung und Sensibilisierung zu. Mit der Ausstellung „Mystik – Die Sehnsucht nach dem Absoluten" präsentierte das Museum Rietberg in Zürich 2011/2012 anhand der spirituellen Erfahrungen von vierzig Mystikerinnen und Mystikern aus sechs Weltreligionen die weltweit erste kulturvergleichende Ausstellung zum Thema. Unter den Filmen zur Förderung der „spirituellen Kompetenz“, das heisst zum kompetenten Umgang mit Angeboten, Anbietern und Medien des Wellness-, Psycho- und Esoterik-Marktes, sei auf zwei Dokumentar-Filme verwiesen. Tom Shadyac dokumentiert in *„I AM. The shift is about to hit the fan“* (2011) seine Frage an ein Dutzend akademisch und religiös-spirituell gebildeter, integrativer Denker-Persönlichkeiten, was in der Welt falsch läuft, und deren Antworten mit dem Tenor, „was alles richtig mit ihr ist“. Vikram Gandhi's religionspädagogisch-psychologisch wertvoller Film *„Kūmāré. The true story of a false prophet“* (2011) zeigt die menschliche Verwundbarkeit für die Verheissungen falscher Gurus auf.

Die oben geübte Kritik am Wellness-, Esoterik- und Psychomarkt richtet sich nicht generell und grundsätzlich gegen die betreffenden Angebote und Anbieter, sondern auf die unheilvolle Vermengung mit und Vermarktung als „Spiritualität“ einerseits und die Grenzen des Wissens-, Praxis- und Erfahrungs-Transfers andererseits. Angebote, die den in Kapitel 5.2.2 definierten Kriterien entsprechen, dürften ein kleines Segment dieses Marktes bilden. Gleichzeitig ist bekannt, dass niederschwellige Angebote, wie z.B. Yoga-Anfängerkurse, am Anfang eines Kompetenzaufbaus und einer Bewusstseinsentwicklung stehen können, die zu einer vertieften Auseinandersetzung mit geistigen Werten, Sinnfragen und schliesslich spirituellen Erfahrungen führen können (Bley 2007: 12f.). Die Ausübung, und erst recht die Anleitung zur Einübung asiatischer psycho-physischer Techniken und Meditationsformen – auch in zwischenzeitlich verwestlichten oder mit westlichen Elementen vermischten Formen – bleibt ohne ausreichende Wissens-Kompetenz über die zugrunde liegenden Traditionen, Kontexte und Wirkungen fragwürdig und u.U. risikobehaftet.

2.3 Spiritualität und persönliche Gesundheit

Die persönliche Domäne der Gesundheit ist für das Verständnis der spirituellen Dimension die wichtigste und zugleich die am wenigsten bekannte und zugängliche (vgl. Kpt. 2.2.1). Im Rahmen dieser Domäne und auf der Marktebene zeigt sich die spirituelle Gesundheit in der Suche nach Gesundheitsprogrammen, die der eigenen Persönlichkeit und Sinnsuche entsprechen (Kickbusch 2006: 41). Im Bereich der Krankheitsbewältigung manifestiert sie sich in der palliativen, und in der immer mehr geforderten spirituellen Pflege und Sterbebegleitung sowie in Selbsthilfegruppen, in welchen im Umgang mit chronischen Krankheiten auch spirituelle Bedürfnisse zum Ausdruck gebracht werden. Sie manifestiert sich aber auch in Literatur, Musik, Tanz und in den bildenden Künsten. Weitgehend verborgen hingegen bleibt sie in lebendig gebliebenen mystischen Traditionen der großen Religionen (christliche Mystik, Sufismus, Bhakti, Tantrismus, Zen etc.), im persönlichen Gebet, in der Achtsamkeit, in der Stille und im Schweigen, aber auch im alltäglichen Bemühen um die Erfüllung der je wahrgenommenen oder gestellten Lebensaufgabe(n), des erkannten Lebenszweckes und Lebenssinns (siehe z.B. Viktor E. Frankls Sinnsuche und Sinnfindung in deutschen Konzentrationslagern: Frankl 2002).

2.4 Spiritualität und Wissenschaft

Die Wissenschaft(en) bilden eine eigene Gesundheitsdomäne, doch sind sie zugleich Teil des Marktes und Zeitgeistes. Im alten Jahrhundert noch undenkbar, streiten heute (Top-)WissenschaftlerInnen neuerdings nicht nur um „Gottesbeweise“ und spirituelle Weltanschauungen, sondern outen sich als gläubig und spirituell oder bekämpfen die Religion als bekennende Atheisten. Beide Lager sind in praktisch allen Wissenschaften vertreten, auch in den Naturwissenschaften einschliesslich Neurowissenschaften. Jacobowitz (2014) hat die Problematik des aktuellen Standes von Spiritualität in den Human- und Neurowissenschaften durchleuchtet.

Die Auseinandersetzung mit und Erklärung von religiösen, spirituellen und aussergewöhnlichen Erfahrungen und Phänomenen hat zur Entstehung neuer Forschungsgebiete geführt, wie Spiritual Care (s. Kpt. 2.4.1), Gerotranszendenz und Religionsgerontologie (2.4.3), „*Meaning of work*" (2.4.9), Neurotheologie (2.4.12) und Angewandte Bewusstseinswissenschaften (2.4.13). Diese neuen (Teil-) Disziplinen integrieren jeweils naturwissenschaftliche und geisteswissenschaftliche Ansätze. Inzwischen gibt es auch in Europa viele Universitäten, die interfakultäre Veranstaltungen zum Verhältnis von Spiritualität und (Einzel-)Wissenschaft(en) durchführen (s. z.B. Leutwyler und Nägeli 2006; Reiter und Bucher 2009).

Kaum jemand geht allerdings so weit wie VertreterInnen der Transpersonalen Psychologie (s. Kpt. 2.4.10), die wie z.B. Belschner, Reich und Walach, argumentieren, dass Spiritualität nicht nur ein legitimes Forschungsfeld der Wissenschaft sein, sondern diese auch über bestimmte Einsichten informieren könnte. Sie fordern die Wissenschaft auf, Spiritualität in ihrer positiven Wirkung auf das individuelle Streben nach persönlicher Ganzheit, nach Überwindung von Substanzen-Missbrauch, dem Erlangen einer gemeinschaftlicheren Gesellschaft und dem Schutz der Umwelt unvoreingenommen zu studieren (Walach und Reich 2005). Walach postuliert sogar eine „**Wissenschaft der Spiritualität**" (Walach 2007 b) und Wilber „eine Wissenschaft in spiritueller Erfahrung" bzw. „die Schulung in spiritueller Wissenschaft" (Wilber 1998: 221).

Inzwischen gibt es viele Disziplinen, die sich mehr oder weniger intensiv und systematisch mit der Thematik „Spiritualität" auseinandersetzen (s. Ruhland 2008: 12, 23ff.; Waaijman 2005: 94-126). An erster Stelle sind die Gesundheits-, Geistes- und Sozialwissenschaften sowie die Theologie zu erwähnen. Auf sie fokussiert deshalb die nachfolgende Auswahl, wobei der jeweilige Diskurs anhand von einzelnen Protagonisten skizziert wird. Die Naturwissenschaften werden durch ein Unterkapitel zum Beitrag der Physik und die Politik- und Umweltwissenschaften durch je ein Praxis-Beispiel repräsentiert. Ebenso dargestellt werden interdisziplinär-integrale Wissenschaften wie die Religions- und Transpersonale Psychologie, die Religionsgerontologie sowie die Neuro- und neu geschaffenen Bewusstseinswissenschaften, welche für die Erforschung spiritueller und religiöser Erfahrungen immer wichtiger werden.

2.4.1 Medizin und Teilwissenschaften der Medizin

Die Medizin, eigentlich Schirmherrin der Gesundheit, hat gemessen an ihrem politischen und sozialen Gewicht und ihren Ressourcen bisher wenig zu den Einflüssen von Religion und Spiritualität auf Gesundheit (und Krankheit) beigetragen. In ihrer modernen Form und mit ihrem rigorosen evidenzbasierten Forschungsansatz fokussiert sie global auf die traditionelle, körperorientierte Krankheitsversorgung. Die soziale, psychische und spirituelle Dimension der Gesundheit, ebenso wie deren Entstehen, Erhalt und Ausbau, werden von anderen Wissenschaften (besser) definiert und abgedeckt. Dieser Sachverhalt gilt für die spirituelle Dimension in besonderem Mass, wenngleich sich einzelne namhafte VertreterInnen und sogar offizielle Organe der Schulmedizin auch in der Schweiz in letzter Zeit dafür geöffnet haben (z.B. Stulz 2007; Martin 2013).

Palliativpflege und Palliativmedizin in den USA

Es ist deshalb kein Zufall, dass nicht in erster Linie ÄrztInnen, die sich der Verlängerung des physischen Lebens um jeden Preis verschrieben haben, sondern VertreterInnen der Pflegeberufe sich als erste mit den spirituellen und religiösen Bedürfnissen der PatientInnen auseinandersetzten, insbesondere i.R. der *„palliative care* und der sog. *„end-of-life-care*“. Hier ist an erster Stelle Ciceley Saunders, eine englische Sozialarbeiterin, Krankenschwester und schliesslich Ärztin, zu erwähnen. Neben der schweizerisch-amerikanischen Psychiaterin und Sterbeforscherin Elisabeth Kübler-Ross gilt sie als eigentliche Begründerin der modernen Hospizbewegung und Palliativmedizin (Saunders 2009). Für die Entwicklung und Verankerung von Palliative Care in den USA hat die Pflegewissenschafterin Christina M. Puchalski die notwendigen Grundlagen und Strukturen geschaffen. Mit Hilfe des von ihr gegründeten Instituts *The George Washington Institute for Spirituality and Health* hat Puchalski die positiven (und negativen) Einflüsse religiöser und spiritueller Einflussfaktoren auf Krankheit und – in geringerem Mass – auf Gesundheit aufgezeigt. Ausserdem hat Puchalski „Spiritualität" im amerikanisch-medizinischen Curriculum integriert und i.R. eines ganzheitlichen Pflege-Konzeptes ein Instrument zur Erfassung der spirituellen Geschichte und Bedürfnisse von Patienten entwickelt (Puchalski und Larson 1998; Puchalski 2001; Puchalski 2006: www.gwish.org; vgl. Koenig 2007a). Dieses Anamnese-Instrument ist unter dem Namen SPIR an der Universität München weiterentwickelt worden (s. Kpt. 2.2.1).

In den vergangenen 25 Jahren ist eine kaum überblickbare Anzahl von theoretischen und praktischen US-amerikanischen Studien zum Verhältnis von Spiritualität/Religiosität und Pflege publiziert worden, die jedoch bis heute noch zu keiner einheitlichen Definition von „Spiritualität" und deren Rolle in der Palliativpflege geführt hat (Sinclair et al. 2006). Diesbezüglich beachtenswert ist der unter rund 30 Fachleuten erzielte Konsens zur *„best practice"* für Palliative Care in der Schweiz (Bigorio 2008).

Palliativmedizin und Spiritual Care in Europa

Inzwischen ist die Palliativmedizin auch in Europa fester Bestandteil der medizinischen Ausbildung geworden und sind Lehrstühle geschaffen worden. Die Universität München hat mit der Gründung des „Interdisziplinären Zentrums für Palliativmedizin" und der Einrichtung der **ersten europäischen Professur für Spiritual Care** den Weg für die Integration der spirituellen Dimension im klinischen Setting West-Europas bereitet. Besetzt wurde die ökumenische Doppel-Professur 2010 mit Eckhard Frick, Facharzt für Psychosomatische Medizin, Psychiater und Psychoanalytiker, und bis 2013 mit dem evangelischen Theologen und Pfarrer Traugott Roser. Die intensiven Grundlagen-, Lehr- und Netzwerk-Aktivitäten von Frick und Roser (Frick/Roser 2009) führten zu einem bemerkenswerten Aufschwung von Spiritual Care über Deutschland und die Fachgrenzen hinaus, der noch vor wenigen Jahren unvorstellbar gewesen ist. Dabei kommt Frick dank seinen Eigenschaften als Arzt und Jesuit eine wichtige Vermittlerrolle zwischen Medizin und Theologie zu.

Auf Initiative der Professur für Spiritual Care wurde 2011 die interdisziplinär und interreligiös ausgerichtete „**Internationale Gesellschaft für Gesundheit und Spiritualität e.V. IGGS**“ gegründet. Fachgesellschaft und Professur widmen sich in Forschung und Lehre der Bedeutung von Spiritualität und Religiosität für Krankheitsverarbeitung und Lebensqualität. Mit Jahrestagungen und „SPIRITUAL CARE – Zeitschrift für Spiritual Care in den Gesundheitsberufen“ erhielt die IGGS wissenschaftliche Organe (www.spiritual-care-online.de). Angesichts des kritisch eingestellten, säkularen Umfeldes und dem wirtschaftlich rauhen Gegenwind wurde schon die 2. Jahrestagung der IGGS ökonomischen Interessensfragen gewidmet: „Zahlt sich Spiritualität aus? Ist Spiritual Care Unternehmenskultur oder Marketingfaktor?“

Die genannte Professur für Spiritual Care ist Teil eines bislang einzigartigen multiprofessionellen **Netzwerkes von Stiftungsprofessuren zu Palliative Care** in München. Dazu gehört ein Lehrstuhl für Palliativ-Medizin und einer angeschlossenen Professur für Kinderpalliativmedizin sowie eine Professur für Soziale Arbeit in Palliative Care. Damit gelang es erstmals die vier Dimensionen der Gesundheit bzw. Probleme am Lebensende – physisch, psychisch, sozial und spirituell – akademisch abzubilden.

Zu verdanken ist das Professuren-Netzwerk der ganzheitlichen Sterbebegleitung Gian Domenico Borasio, dem Lehrstuhlinhaber für

Palliativmedizin in München von 2006 bis 2011 (Borasio 2014: 172). 2012 übernahm Borasio an der Universität Lausanne den **ersten Lehrstuhl für Palliativmedizin in der Schweiz**. Er ist Wegbereiter für die Integration von Spiritual Care in der Palliative Care und die Verankerung der Palliativmedizin im medizinischen Curriculum in Deutschland und in der Schweiz.

Den vielleicht wichtigsten Impuls zur Entwicklung von Palliative Care in der Schweiz gab die Landesregierung 2010 mit der Verabschiedung der „Nationalen Strategie Palliative Care" (Schulte/Steinebach 2014). Die Definition von Palliative Care in den betreffenden nationalen Leitlinien schliesst im Anschluss an die WHO-Definition (Kpt. 2.4.13) die psychologische, soziale und spirituelle Begleitung mit ein. Hinzu kam 2011 die Ausschreibung des Nationalen Forschungsprogramms NFP 67 „Lebensende", welches 2016 abgeschlossen wird. In dessen Rahmen werden auch Fragen zur Sinngebung von Sterben und Tod untersucht, generell und im Rahmen gesellschaftlicher Diversität und alternativ-religiös-spiritueller Konzepte. Das Universitäts- und Kantonsspital Lausanne (CHUV) hat ein Forschungsprojekt zu Spiritualität und Gesundheit bei hospitalisierten älteren Menschen realisiert (www. geriatrie-chuv.ch; Monod 2010). Zur Entwicklung von Spiritual Care i.R. der Theologie siehe Kapitel 2.4.4.

Unter den Standardwerken zu Spiritual Care sind jene von Traugott Roser (2007) aus evangelisch-theologischer Perspektive und von Birgit und Andreas Heller (2014) aus religionswissenschaftlicher und interdisziplinärer Sicht erwähnenswert. Zur medizinischen Perspektive siehe u.a. die Beiträge von Gian Domenico Borasio und Eckhard Frick im grundlegenden, interdisziplinären Sammelband von Frick/Roser (2011).

Potenzial von Spiritual Care

Die Gesamtentwicklung und das Potenzial von Spiritual Care überblickend kann gesagt werden, dass Spiritual Care inzwischen im

Rahmen der Palliativmedizin immer mehr eine anerkannte, professionelle Rolle zugebilligt wird. Neben Medizin, Pflege und Psychologie stellt Spiritual Care die vierte Säule der Palliative Care dar. Darüber hinaus hat jedoch Spiritual Care das Potenzial eine eigenständige, interdisziplinäre und multiprofessionelle Disziplin zu werden – auch wenn noch keine offizielle Definition vorliegt und unklar ist, welcher Wissenschaft der Lead zukommen soll.

Die existentiellen Grundfragen nach dem woher, warum und wohin beschäftigen viele Menschen nicht erst auf dem Sterbebett, sondern begleiten sie während fast allen Lebensphasen. Hier liegt eine grosse Chance und Aufgabe für Spiritual Care. Anders als Palliative Care, welche auf das Lebensende und das klinische Setting beschränkt ist, kann sich Spiritual Care grundsätzlich auch auf das ambulante Setting und die ganze Lebensspanne mit kranken und gesunden Lebensphasen beziehen.

Dies kommt u.a. auch in der Beschreibung des Münchener Lehrstuhls für Spiritual Care zum Ausdruck. Darin fokussiert Spiritual Care nicht nur auf Palliativsituationen, sondern richtet sich z.B. auch an chronisch kranke Menschen, die mit grundlegenden Sinnfragen konfrontiert sind (Kohli Reichenbach 2014: 16). Spiritual Care hat zwar ihren Ursprung in der Palliativpflege und nicht in der Seelsorge oder in religiösen Institutionen. Das Grundrecht auf freie Ausübung der Religion ist jedoch mindestens in Deutschland nicht nur mit der Möglichkeit bzw. Verfügbarkeit von seelsorgerlichen Angeboten in Krankenhäusern, sondern ebenso in Altersheimen, Gefängnissen oder beim Militär verfassungsrechtlich geregelt (Roser 2007: 245). So kann Spiritual Care mit Roser umfassend „als Sorge um die individuelle Teilnahme und Teilhabe an einem als sinnvoll erfahrenen Leben“ verstanden und definiert werden (eda.: 9). Es ist jedoch der Palliativmedizin zu verdanken, dass sie durch die Integration der Spiritual Care der spirituellen Dimension neben den biopsychosozialen Dimensionen im kurativen Versorgungssystem wieder Gehör und Stimme verschafft (s. Bigorio 2008).

Pflegewissenschaften und Spiritual Care

Mit der offiziellen Integration von Spiritual Care in Palliative Care erfahren sowohl die eigene Spiritualität als auch die praktische spirituelle Begleitung kranker Menschen für die Pflegewissenschaften und Pflegefachleute eine Aufwertung und Legitimation (vgl. z.B. Kottnik/Giebel 2010). Palliative und Spiritual Care werden in multikulturellen Gesellschaften und interreligiösen Kontexten eine immer wichtigere und grössere Herausforderung (Heller 2012; Körtner et al. 2009). Die Pflegefachfrau Simone Anna Heitlinger hat einen Überblick zum Forschungsstand im Pflegekontext einschliesslich Sterbebegleitung und Biografie-Arbeit im Alter zusammengestellt (Heitlinger 2005: 27-41). Sterbebegleitung ist generell ein anspruchsvoller und wachsender Angebots- und Bildungsmarkt geworden (Geiss 2006). Mit der zunehmenden Prävalenz und Inzidenz ist ebenso die spirituelle Begleitung von Demenzkranken in den Mittelpunkt gerückt (z.B. Eglin 2006). Einige Studien befassen sich auch mit dem zentralen Stellenwert von Spiritualität für Pflegemitarbeitende sowie mit der Integration von Spiritualität in Pflegeeinrichtungen, speziell in Institutionen der Langzeitpflege (Heitlinger 2005; Eglin 2013). Nicht zuletzt erfordert professionelle Spiritual Care ein spezifisches Kompetenzprofil (Hagen/Raischl 2011).

Medizinische Evidenzforschung

Nach der Pflegewissenschaft war es die US-amerikanische **Onkologie**, welche angesichts des langen, oft chronischen Leidens krebskranker Patienten und derer spirituellen Bedürfnisse spirituelle Einflussfaktoren einbezog. Viele Studien untersuchten die positiven und (seltener) auch negativen Wirkungen spiritueller bzw. religiöser Coping-Strategien bei Krebskranken (z.B. Krupski et al. 2005; Cotton et al. 2000; Thuné-Boyle et al. 2006).

Der Mediziner und Psychiater Harald G. Koenig, Co-Director des ***Duke University Medical Center for Religion, Spirituality and Health***, ist der führende Forscher aus medizinischer Sicht. Koenig hat die gesamte Evidenz in zwei komplementären Auflagen seines epochalen *Handbook of Religion and Health* verarbeitet. Darin werden die überwiegend positiven Wirkungen von Spiritualität, Glauben und religiösen Praktiken auf die physische und psychische Gesundheit, ihre zum Teil konfliktiven Auswirkungen auf Diagnose, Therapie und Pflege sowie die Gründe für die mangelnde Integration der spirituellen Dimension durch die Ärzteschaft und deren Lösung dargestellt (Koenig et al. 2001, Koenig et al. 2012). Das *Duke Medical Center* bietet ein zweijähriges Nachdiplom-Studium „*Religion and Health*" an: www.dukespiritualityand health.org. Für die Integration der spirituellen Dimension in die Patientenbehandlung hat Koenig einen wegweisenden Praxis-Leitfaden herausgegeben. Darin werden auf der Grundlage eines ganzheitlichen Behandlungsansatzes die interdisziplinäre Zusammenarbeit und die spezifischen Rollen und Verantwortlichkeiten aller betroffenen Gesundheitsberufe präzise beschrieben, ein Muster-Lehrgang skizziert und Grundinformationen zu den spezifischen Religionen gegeben. Besonders wertvoll sind auch die Kapitel zu Grenzen und Hindernissen, schädlichen Wirkungen von Religion und Spiritualität und die Empfehlungen in Gestalt einer Best Practice-Checkliste (Koenig 2012).

Gegenüber den USA zeigt Europa bezüglich Erforschung, Aus- und Weiterbildung sowie Integration der spirituellen Dimension im stationären und ambulanten Setting einen grossen Nachholbedarf. Eine medizinisch-psychologisch-theologisch geschulte Herausgeberschaft hat unter Einbezug von namhaften Vertretern weiterer Disziplinen den Forschungsstand im deutschsprachigen Raum erhoben und einen Überblick über die Rolle von Religion und Spiritualität in der Gesundheitsforschung gegeben (Klein et al. 2011).

Inspiriert von Koenig hat René Hefti, Chefarzt Psychosomatik der Klinik SGM Langenthal, 2005 das „**Forschungsinstitut für Spiritualität und Gesundheit (FISG)**" gegründet. Das Institut fördert den Dialog zwischen Medizin, Pflegewissenschaften, Neurowissenschaften, Psychologie und Theologie (Hefti/Bee 2012; Hefti 2012) Die Aktivitäten schliessen wissenschaftliche Projekte, Publikationen, Aufbau und Führung eines europäischen Netzwerkes sowie internationale Workshops und Konferenzen ein. Die vom Institut organisierte *„European Conference on Religion, Spirituality and Health"* ist zurzeit der bedeutendste Anlass in diesem Bereich und findet seit 2008 alle zwei Jahre statt. Im Mittelpunkt stehen Themen zur Integration von Religion und Spiritualität im klinischen Setting. Unmittelbar vor den Konferenzen wird für ForscherInnen ein viertägiger Intensiv-Workshop mit Harald Koenig angeboten (www.ecrsh.ch).

Sozial- und Verhaltensmedizin

Bestimmte Forschungsrichtungen in der Sozial- und Verhaltensmedizin sind für unsere Thematik fruchtbarer als die klinische Medizin. An erster Stelle ist der Stressforscher Aaron Antonovsky zu erwähnen, der mit seinem salutogenetischen Ansatz in den Gesundheitswissenschaften einen Paradigmawechsel eingeleitet hat. Sein Konstrukt des Kohärenzsinns (*sense of coherence*) integriert mit Sinnhaftigkeit bzw. Bedeutsamkeit (*meaningfulness)* eine spirituelle Grunddimension des Menschseins, auf welche im Kapitel 4.1 näher eingegangen wird.

Der Verhaltensmediziner Jon Kabat-Zinn hat auf der Grundlage einer Achtsamkeitsmeditation (Atemübungen, Zen-Meditation, Yoga) ein 8-Wochen-Programm zur Stressreduktion und Stärkung des Immunsystems entwickelt und erfolgreich eingeführt (Kabat-Zinn 1991, vgl. Kpt. 5.2.1, ad 3 und 4). Eine Meta-Analyse von 64 Studien zu ***mindfulness***- bzw. **achtsamkeitsbasierter Stressreduktion (MBSR)** – einschliesslich jene von Kabat-Zinn – ergibt, dass diese einem breiten Spektrum von Einzelpersonen bei der Bewältigung ihrer klinischen und nicht-klinischen Probleme hilft (Grossmann et al. 2004).

Inzwischen wird MBSR längst nicht nur im therapeutisch-klinischen Setting zur Behandlung von chronischen Schmerzen, Angststörungen und Depressionen eingesetzt, sondern zunehmend auch bei gesunden Einzelpersonen sowie medizinischen und psychologischen

Berufsgruppen zur Ressourcenstärkung und verbessertem Selbstmanagement und Stress-Regulation. Ihren asiatischen Ursprüngen entsprechend wird Achtsamkeit bzw. Achtsamkeitsmeditation ausserhalb des klinisch-therapeutischen Kontextes als spirituelle Praxis und Lebensform erforscht, geschult und verbreitet (Belschner et al. 2007; www.mbsr-verband.ch; www.mbsr-deutschland.de). Ein Erfolg versprechendes Anwendungsfeld ist neuerdings die Pädagogik (Altner 2006).

2.4.2 Alternative und Komplementär-Medizin

Anders als in Europa, wo die alternative und Komplementär-Medizin erst seit etwa zehn Jahren auf universitärer Ebene Fuss gefasst hat, ist sie in den USA schon länger in der akademischen Forschung und Lehre vertreten. Führend ist das *„**National Center for Complementary and Alternative Medicine (NCCAM)**"*, welches alternative Heilmethoden anhand streng wissenschaftlicher Kriterien erforscht, die betreffende Gesundheitskompetenz durch die Verfügbarkeit von gesichertem Wissen verbessert (Factsheets, Webseite, Publikationen), die Integration geprüfter Methoden unterstützt sowie Forscher ausbildet (http://nccam.nih.gov/). Hauptbereiche, in welchen Aspekte der Spiritualität eine Rolle spielen, sind v.a. der Komplex der *„Mind-Body Medicine"* (z.B. Yoga, Qigong/Tai Chi; Natio-nal Center for Complementary and Alternative Medicine 2005a), die Energetische Medizin sowie holistische Gesundheitssysteme wie Homöopathie, Ayurveda oder Traditionelle Chinesische Medizin. Der wissenschaftliche Beirat des *NCCAM* setzt sich ausschliesslich aus ÄrztInnen und NaturwissenschafterInnen zusammen.

Auch bezüglich *CAM* ist die Bedürfnislage unzweideutig: Im Rahmen der nationalen Gesundheitsbefragung von 2002 gaben 36% der erwachsenen AmerikanerInnen den Gebrauch einer alternativen oder komplementärmedizinischen Heilmethode in den vergangenen 12 Monaten an (Barnes et al. 2004). Inzwischen gibt es in renommieren US-amerikanischen Universitätskliniken *„Body-Mind"*-Abteilungen, an welchen alternativ-komplementäre und spirituell-religiöse Praxis mit medizinischer Therapie Hand in Hand gehen (Heitlinger 2005: 30).

Parallel zur wachsenden Nachfrage und politischen Diskussion in den deutschsprachigen Ländern nimmt inzwischen die Komplementär- und Alternativmedizin sowohl in der Versorgung als auch in Forschung, Lehre und Ausbildung auch hier einen wachsenden Stellenwert ein. So wurde 2004 an der medizinischen Fakultät der Universität Duisburg-Essen ein Stiftungs-Lehrstuhl für Naturheilkunde und Integrative Medizin etabliert und mit Gustav J. Dobos besetzt. Erforscht werden u.a. die klassischen westlichen Naturheilverfahren, die Ordnungstherapie sowie die Traditionelle Chinesische Medizin (TCM) und Ayurveda-Medizin. Für ÄrztInnen und TherapeutInnen werden *CAM*-Fort- und Weiterbildungen angeboten. Eine Arbeitsgruppe entwickelt und implementiert seit 2012 naturheilkundliche und komplementärmedizinische Leitlinien.

Auf dem beschwerlichen Weg des Paradigmawechsels von Pathogenese zur Salutogenese stellt auch die Einrichtung des Zentrums für Integrative Medizin und des Lehrstuhls für Medizintheorie, Integrative und Anthroposophische Medizin an der Universität Witten/Herdecke ein wichtiger Meilenstein dar. Mit der Leitung des Zentrums und des Lehrstuhls wurde 2009 der Berner Peter Heusser, Spezialist für anthroposophische Medizin, betraut (Heusser 2002, 2006). Dem Lehrstuhl angeschlossen wurde eine **Universitätsprofessur für Lebensqualität, Spiritualität und Coping**, welche 2010 mit dem bekannten Komplementärmediziner und Spiritualitätsforscher Arndt Büssing (z.B. 2006) besetzt wurde. Zu Büssings Forschungsschwerpunkten gehören u.a. die Entwicklung von Fragebogeninstrumenten zur Erfassung der Multidimensionalität von Spiritualität in unterschiedlichen kulturellen Kontexten sowie Forschungen zur Relevanz von Spiritualität/Religiosität als Ressource im Umgang mit chronischen Krankheiten und die Erfassung der psychosozialen und spirituellen Bedürfnisse chronisch Kranker, Eltern kranker Kinder und von Menschen in Alters- und Pflegeheimen. Büssing ist ausserdem

Präsident der „Internationalen Gesellschaft für Gesundheit und Spiritualität IGGS“ (Kpt. 2.4.1).

Von der inzwischen etablierten, „integrativen (*body-mind-*) Medizin“ zu einer von Bevölkerung und Fachleuten immer stärker geforderten, *body, mind* und *soul* integrierenden „Ganzheitsmedizin“ ist der Schritt nicht allzu weit. Für die Weiterentwicklung der Alternativ- und Komplementär-Medizin zu einer Ganzheitsmedizin, welche den multikulturellen Kontext und globalisierten Heilungsmarkt berücksichtigt, kann die **Ethnomedizin** als Brückenbauerin wichtige Impulse geben. Die Ethnomedizin selber verdankt ihren Aufschwung den Grenzen einer wissenschaftlichen Hochtechnologie-Medizin und dem Bedürfnis vieler Menschen nach alternativen, ganzheitlichen Heilungstherapien. So ist es das Ziel von „INFOMED - Institut für Ganzheitsmedizin e.V.“, vormals „ETHNOMED Institut für Ethnomedizin e.V.“, einer wissenschaftlich anerkannten, gemeinnützigen Institution, neue Wege für eine ganzheitliche Gesundheit und Heilung zu finden, sowohl in traditionellen Kulturen als auch in modernen Gesellschaften (Herrera Krebber 2014).

2.4.3 Gerontologie

Aus der Geriatrie und vor allem aus der Gerontologie stammen zahlreiche Studien zur Spiritualität im Alter (Heitlinger 2005: 23ff.; Kruse 2005). Spiritualität und Religiosität sind insbesondere von der Gerontopsychologie als wichtige identitäts- und sinnstiftende Ressourcen im Alter sowie für den Umgang mit Sterben und Tod identifiziert worden (z.B. Allemand/Martin 2007; Wilkening 2007). Dabei spielen diese Ressourcen eine wichtige Rolle nicht nur für die Bewältigung kritischer und belastender Lebenssituationen, sondern darüber hinaus für die Gestaltung des eigenen und der Teilhabe am gemeinschaftlichen Leben (vgl. Kpt. 2.2.5). Ruhland hat die theoretischen und geragogischen Grundlagen erarbeitet (Ruhland 2008a, 2008b). Im Standardwerk „Angewandte Gerontologie“ sucht man allerdings noch immer vergeblich nach den Stichworten „Religion,

Religiosität oder Spiritualität“ (Wahl et al. 2012). Und das grösste je in Grossbritannien zu Altern durchgeführte multidisziplinäre Programm „*New Dynamics of Ageing*“ führte kein Projekt zu Spiritualität durch. Dies belegt die Tatsache, dass die Beschäftigung mit diesen und verwandten Themen selbst unter Gerontologen keine Selbstverständlichkeit ist.

Auf internationaler Ebene hat die Kanadische Regierung und deren *National Advisory Council on Aging* die Integration der spirituellen Dimension im Alter beispielhaft verwirklicht. Auch am Zentrum für Gerontologie der Universität Zürich werden der Spiritualität und Religiosität im Alter in einer ganzheitlich verstandenen stationären Pflege sowie als identitäts- und sinnstiftende Ressourcen für die Lebensgestaltung und Bewältigung kritischer Lebensereignisse Raum gegeben. Das Zentrum hat i.R. des Nationalfonds-Projektes NFP 58 „Religionsgemeinschaften, Staat und Gesellschaft“ (2007–2012) das interdisziplinäre Projekt "Religion und Gesundheitsverhalten im Alter" mit folgenden Ergebnissen durchgeführt: Mit zunehmendem Alter zeigen die meisten Menschen ein grösseres Interesse an religiösen Fragen. Der Glaube kann religiösen älteren Menschen Kraft schenken und damit eine wichtige Ressource sein, um ihr Wohlbefinden und ihre Gesundheit im Alter zu stabilisieren. Da dem Pflegepersonal jedoch zunehmend ein angemessenes religiöses Vokabular fehlt, um auf die spirituellen Bedürfnisse älterer Menschen einzugehen, empfiehlt die Forschungsgruppe, angehende PflegerInnen während ihrer Ausbildung mit religiösen Grundkonzepten vertraut zu machen (www.nfp58.ch).

Unter den Begriffen Gerotranszendenz und Religionsgerontologie haben sich neue Teildisziplinen gebildet. Sie untersuchen das Altern unter dem Aspekt geistig-seelischer Erfahrungen und Entwicklungen und können Gegenmodelle zu den Mainstream-Modellen und –Parolen eines hyperaktiven Alterns wie „*healthy and active*“, „*productive*“, „*successful*“ oder „*anti-aging*“ darstellen (Stuckelberger 2008). Die vom Sozialgerontologen Lars Tornstam begründete **Gerotranszendenz** geht von der Frage aus, wie sich im hohen Lebensalter bzw. gegen Lebensende eine sinnerfüllte, über das eigene Ich hinausreichende Lebens- und Weltbetrachtung gewinnen lässt (Höpflinger 2005: 156). Mit diesem Begriff beschreibt Tornstam die in seinen empirischen Studien beobachtete psychologische Entwicklung älterer Menschen von einer mehr materialistisch-rationalistischen zu einer mehr kosmisch-transzendentalen Welt- und Lebensperspektive. Damit verbunden sind u.a. eine geringere Selbstorientierung, eine stärkere Selektion sozialer Aktivität und erhöhte Affinität mit früheren Generationen sowie ein verstärktes Bedürfnis nach spirituellen und kosmischen Werten (Tornstam 1996 und 1997).

Die **Religionsgerontologie** deckt ein breiteres Themenspektrum ab, indem sie alle religiösen Orientierungen und Verhaltensweisen im Alter beobachtet. Der Arbeitskreis Religionsgerontologie, der von den Theologen Ralph Kunz, Universität Zürich, und Heinz Rüegger, Institut Neumünster/Zollikerberg, geleitet wird, bearbeitet die neue Disziplin aus theologischer, religionswissenschaftlicher und ethischer Sicht (Kunz 2009). Nach 2011 fand 2015 eine zweite Fachtagung zum Thema „Hohes Alter zwischen Sinnerfüllung und Sinnverlust. Individuelle und gesellschaftliche Perspektiven“ statt. Der deutschsprachige Arbeitskreis ist mit dem oben erwähnten Zentrum für Gerontologie und dem Institut Neumünster/Zollikerberg verbunden. Er ist ausserdem mit der Arbeitsgruppe Ethik und Spiritualität der Schweizerischen Gesellschaft für Gerontologie vernetzt, welche erfahrungsbasierte Empfehlungen zum praktischen Umgang mit spirituellen Bedürfnissen im Alter erarbeitet hat (2007).

2.4.4 Theologie

Eine **Theologie des Alterns** nimmt die Forschungsergebnisse Religionsgerontologie zur Kenntnis, fragt aber gemäss Ralph Kunz „mit eigenen Interessen und Methoden nach Religion und Alter. Sie durchforscht die Bibel und die Tradition nach überzeugenden Deutungen der Lebensphase Alter und versucht, Antworten auf Fragen zu geben wie diese: Was bedeutet Altern in religiöser Hinsicht? Was passiert mit unserem Glauben im hohen Alter? Und was (über)sieht eine Alternswissenschaft, die den Menschen (nicht) als Geschöpf Gottes wahrnimmt?" (Kunz 2014).

Das im deutschsprachigen Raum einmalige Institut für Spiritualität der Philosophisch-Theologischen Hochschule Münster stellt die **Theologie der Spiritualität** ins Zentrum ihrer Aktivitäten. Dort wird Spiritualität als „fortwährende Umformung (*transitio*) eines Menschen, der antwortet auf den Ruf Gottes" definiert (www.pth-muenster.de/Institut_fuer_Spiritualitaet). Unter den zahlreichen wissenschaftlich-theologischen Publikationen sind das dreibändige Standardwerk des Karmeliter Kees Waaijman (2004/2005/2007) zur christlichen Spiritualität und jenes des Theologen Simon Peng-Keller (2010) zur Theologie der Spiritualität zu erwähnen. Ergänzend hierzu hat Peng-Keller, u.a. Exerzitienbegleiter im Lassalle-Haus Bad Schönbrunn, eine persönliche, erfahrungsbasierte Synthese der kontemplativen Dimension der christlichen Spiritualität vorgelegt (ders. 2012). Wichtige Beiträge zur Erforschung religiöser und spiritueller Praxis stammen auch aus der relativ jungen **Pastoralpsychologie,** die den Dialog zwischen Theologie und Human- bzw. Sozialwissenschaften fördert (s. z.B. Noth et al. 2011).

Spiritual Care

Die Theologie, die relativ spät in die Spiritualitäts-Diskussion eingestiegen ist, ist im Bereich Spiritual Care und der Sterbebegleitung besonders gefordert. Dazu gehören Fragen nach dem Tausch von Glaube und Gottesanbetung gegen Gesundheit (Renz 2006). Psalm 107, 20, Leitvers der bereits erwähnten Klinik SGM Langenthal, verkündet (www.klinik-sgm.ch):

> „Gott sandte sein Wort und machte sie gesund."

Im Neuen Testament, Markus Evangelium 5.34, finden sich sieben Stellen mit folgenden Jesus-Worten (Frick 2002: 44):

> „Dein Glaube hat dich gesund gemacht."

Die Theologin und Psychotherapeutin Monika Renz hat einen kritischen Überblick über die Diskussion der Heilkraft von Spiritualität und Glaube in Medizin, Psychotherapie und Theologie erstellt (Renz 2006). Weitgehende Einigkeit herrscht jedoch, dass ein Zusammenhang zwischen Glauben und Gesundheit bzw. zwischen Glauben und Krankheitsbewältigung besteht (ebd.). Gleichzeitig ist Glaube keine Wunderdroge (Frick 2010, 80f.)

Wiederum zuerst in den USA thematisiert, werden inzwischen auch in Europa vielerorts Tagungen zu Spiritualität im Heilungsprozess abgehalten. Die praktische Theologie und Seelsorge hat in der Palliativmedizin, und zunehmend in Spiritual Care und in der spirituellen Begleitung, auch von Menschen mit Demenz, ein wachsendes Praxisfeld gefunden (Eglin et al. 2006; Roser 2007). "*Spiritual direction*" bzw. geistliche Begleitung – als spirituelle Lebensbegleitung im engeren oder als Seelsorge im weiteren Sinn – ist im Zuge des Spiritualitätstrends selber zu einem Modethema und beliebten Forschungsgegenstand geworden (Kohli Reichenbach 2011, 1ff.). I. R. der Palliativmedizin wird spirituelle Begleitung als vierte Säule einer somatisch, psychisch und sozial ausgerichteten ganzheitlichen Therapie verstanden (Roser 2007: 266).

Die Einrichtung eines **Lehrstuhls für Spiritual Care an der Universität Zürich** verleiht der Entwicklung und Diskussion um spirituelle Begleitung generell und ihre Rolle in der Palliativmedizin im Besonderen in der Schweiz neue Impulse (vgl. Kpt. 2.4.1). Der hauptsächlich von den beiden Landeskirchen getragene Lehrstuhl ist zwar in der Theologischen Fakultät angesiedelt und wird seit Herbst 2015 mit dem oben erwähnten Simon Peng-Keller besetzt. Die Vorlesungen sollen jedoch auch für Studierende der medizinischen Fakultät obligatorisch sein. Den Stand der aktuellen Diskussion und nicht immer reibungslosen Zusammenarbeit zwischen Ärzten, Pflegenden, Seelsorgern und Theologen im Rahmen von Palliative und Spiritual Care in der Schweiz haben die Theologinnen Isabelle Noth und Claudia Kohli Reichenbach in einem Sammelband zusammengestellt (2014). Die Professionalisierung und Verbreitung von Spiritual Care wird durch interdisziplinäre MAS- und CAS-Studiengänge gefördert, welche 2015 erstmals an den Universitäten Basel und Bern starten. Im Mai/Juni 2015 wurde unter Führung der Theologischen Fakultät der Universität Bern im Haus der Religionen die *1. International Conference on intercultural Spiritual Care and Counseling. Seelsorge und Spiritual Care in den Religionen* durchgeführt.

Dieses neue Angebot zu Spiritual Care wird durch verwandte Weiterbildungen ergänzt: Die Theologische Fakultät der Universität Zürich bietet in Kooperation mit der Reformierten Kirche Kanton Zürich unter der Leitung der Pfarrerin Anemone Eglin, Institut Neumünster/Zollikerberg, eine Weiterbildung CAS/DAS/MAS „Spiritualität. Grundlagen – Entwicklungen – Interreligiöse Verständigung" an. Die Theologische Fakultät Fribourg führt in Zusammenarbeit mit dem Lassalle-Haus in Bad Schönbrunn den praxisorientierten MAS/DAS-Lehrgang „Christliche Spiritualität – Quellen, Geschichte und heutige Praxis" durch. Das Lassalle-Haus wiederum bietet in Zusammenarbeit mit der Katholisch-theologischen Fakultät der Universität Salzburg unter Leitung von Karl Baier, Philosoph, Psychotherapeut, Theologe und Yoga-Lehrer, den Lehrgang „Spirituelle Theologie im interreligiösen Prozess" an. Der Lehrgang richtet sich sowohl an Fachleute in Kirchen und helfenden und heilenden Berufen als auch an solche der Bildung (Schule, Erwachsenenbildung) und sogar des Managements (Coaching, Human Ressources).

Die Donau-Universität Krems startet 2015 zum zweiten Mal den ebenfalls von Baier initiierten, überkonfessionellen Masterstudiengang „Spirituelle Begleitung in der globalisierten Gesellschaft". Auch er richtet sich nicht nur an Fachleute in Medizin, Pflege, Palliative Care und Seelsorge in den verschiedenen Religionsgemeinschaften, sondern ebenso an Professionelle der Psychotherapie, Alters- und Sozialarbeit (www.do-nau-uni.ac.at/religion).

2.4.5 Philosophie

An Hand der Geschichte des Umgangs mit dem „Leib-Seele-Problem“ lassen sich die unterschiedlichen Positionen der abendländischen Philosophie gegenüber Ein- und Ausschluss der spirituellen Dimension des Menschseins grob illustrieren (Jacobowitz 2014; Walach 2006 und 2007 d). Anders als in der Antike bei Aristoteles und Plotin sowie in der mittelalterlichen Philosophie, die von einer immateriellen Natur der Seele ausgingen, vertritt heute die Mehrheit der westlichen Philosophen materialistische Positionen. Auf dieser Basis ist jedoch die Frage zu beantworten, wie das Bewusstsein materialistisch zu erklären ist. Anders gehen die asiatischen Philosophietraditionen von grundsätzlich metaphysischen Annahmen aus, wodurch die Trennung in Körper und Seele als illusionär oder bedeutungslos erscheint. Die nonduale indische Philosophie teilt mit der mittelalterlich-christlichen Vorstellung einer immateriellen Seele die Vorstellung von einem Selbst (Skt. *atman*) als einem unveränderlichen, rein geistigen, spirituellen Wesenskern (nicht zu verwechseln mit dem Ego und der individuellen Ich-Persönlichkeit), der von Natur aus eins ist mit dem universalen Geist (griech. *logos*; Skt. *brahman*).[2]

Bedeutsame Ausnahmen stellen Jasper und Gadamer dar. In Bezug auf die Gefahren und Grenzen der wissenschaftlichen Erkenntnis kann Karl Jaspers nachfolgender Satz als der philosophischen Weisheit letzter Schluss bezeichnet werden (zit. in: Jacobowitz 2014, 3):

> „Das Unheil menschlicher Existenz beginnt, wenn das wissenschaftlich Gewusste für das Sein selbst gehalten wird und wenn alles, was nicht wissenschaftlich wissbar ist, als nicht existent gilt.“

In seiner Auseinandersetzung mit Gesundheit stellt Hans-Georg Gadamer deren verborgenen, existentiellen und sinnhaften Charakter heraus:

---

[2] Vgl. Ken Wilbers „Ewige Psychologie“ in Kapitel 2.4.10.

> „Man mache es sich nur bewusst, dass es zwar sinnvoll ist zu fragen: ‚Fühlen Sie sich krank?' Aber es wäre fast lächerlich, wenn einer einen fragte: ‚Fühlen Sie sich gesund?' Gesundheit ist eben überhaupt nicht ein Sich-Fühlen, sondern ist Da-Sein, In-der-Welt-Sein, Mit-den-Menschen-Sein, von den eigenen Aufgaben des Lebens (…) erfüllt sein" (Gadamer 1993: 146).

An anderer Stelle definiert Gadamer Gesundheit ergänzend als:

> "…etwas, das gerade dadurch ist, dass es sich entzieht (…) Es liegt ganz unzweifelhaft in der Lebendigkeit unserer Natur, dass die Bewusstheit sich von sich selbst zurückhält, so dass Gesundheit sich verbirgt. Trotz aller Verborgenheit kommt sie aber in einer Art Wohlgefühl zutage, und mehr noch darin, dass wir vor lauter Wohlgefühl unternehmensfreudig, erkenntnisoffen, und selbstvergessen sind und selbst Strapazen und Anstrengungen kaum spüren – das ist Gesundheit" (Gadamer 1993: 143f., in: Belschner 2002: 17)

Erwähnenswert ist auch der freie Lebenskunst-Philosoph Wilhelm Schmid und dessen letztes Werk „Dem Leben Sinn geben" (2013). Der französische Philosoph André Comte-Sponville stellt aus persönlicher Überzeugung eine atheistische Spiritualität ins Zentrum seines Denkens, eine Spiritualität der Immanenz und Mystik: Für ihn gibt es auch eine Spiritualität ohne Gott, welche beinahe gleichbedeutend mit Ethik oder Weisheit ist und weniger unsere Beziehung zum Absoluten, zum Unendlichen oder zur Ewigkeit als unsere Beziehung zum Menschlichen, zum endlichen und zur Zeit betrifft (Comte-Sponville 2008).

2.4.6 Sprach- und Literaturwissenschaften

Grundlage für die theologische, geistes- und religionsgeschichtliche Auseinandersetzung mit Spiritualität sind die Erforschung und Kenntnis der klassischen, mittelalterlichen und modernen Sprachen und damit der Zugang zu den schriftlichen und mündlichen Quellen spiritueller Literatur. Die meisten Quellen zur christlichen und jüdischen Mystik und Spiritualität sind dank der Altertumswissenschaften und Hebraistik/Judaistik (u.a. Altes und Neues Testament, Wüstenväter, Kirchenväter und Kirchenlehrer, Quellen der Ordensgemeinschaften) sowie dem Studium des Althochdeutschen, Altfranzösischen, Altspanischen etc. (mittelalterliche Mystik) vom Altertum bis zur Moderne früh und gründlich erschlossen worden.

Einen bis heute einmaligen Überblick über die spirituellen Welt-Traditionen hat der Theologe und Pionier des interreligiösen Dialogs Ewert Cousins mit der Herausgabe des 25 Bände umfassenden Werkes *„World Spirituality: An Encyclopedic History of the Religious Quest"* geschaffen (1980ff.). Diese Sammlung wird ergänzt durch Ewert Cousins' und Richard Paynes Herausgabe der ebenso epochalen 107 Bände umfassenden Reihe *„The Classics of Western Spirituality"*, welche die christlichen, jüdischen und islamischen Traditionen darstellt.

Demgegenüber hinkt die Erschließung der ebenso reichen spirituellen Literaturen des mittleren Orients, Zentral-, Süd- und Ostasiens, das heißt des Manichäismus, Zoroastrismus/Parsismus und Islam (v.a. Sufismus), des Hinduismus, Buddhismus, Jinismus und Sikhismus sowie des Daoismus und Konfuzianismus, in Tiefe und Breite bis heute hinterher. Einige bedeutende Quellen asiatischer Spiritualität wurden in der monumentalen, von Max Müller herausgegebenen 50-bändigen Reihe *„Sacred Books of the East"*, Oxford University Press, zwischen 1879 und 1910 zum ersten Mal in einer modernen Sprache des Westens zugänglich gemacht. Den in ihrer Existenz bedrohten „Orchideen-Fächern" Iranistik, Mongolistik, Tibetologie, Indologie, Sinologie, Japanologie, Koreanistik etc. ist die Erschliessung einiger der größten Werke der spirituellen Weltliteratur zu verdanken. Dazu gehören zum Beispiel – in geographischer, nicht chronologischer Abfolge von Westen/Süden nach Osten/Norden – das *Mathnawī Ǧalāl ad-Dīn Muḥammad (Maulānā) Rūmī*'s, die *Upaṇiṣaden*, *Bhagavadgītā* und *Yoga-Sūtras*, *Suttapiṭaka* und *Prajñāpāramitā-Sūtras*, *Guru Granth Sahib*, *Daodejing* und *Yì Jīng* (I Ging).

2.4.7 Religions- und Kulturwissenschaften

Die im vorangehenden Kapitel erwähnten und viele weitere Texte üben zusammen mit ihren Vertretern religiös-spiritueller Autorität bis heute auf die Entwicklung der Spiritualität im Westen in allen Lebensbereichen großen Einfluss aus (s. z.B. Heider 1988). Für das Verständnis von Spiritualität/Religiosität reichen jedoch die klassisch philologisch-religionshistorischen und empirischen Methoden bei weitem nicht aus, sondern sind durch hermeneutische, religionspsychologische und –anthropologische Ansätze zu einer alle Erscheinungsformen berücksichtigenden integrativen **Religionswissenschaft** zu ergänzen.

Die klassischen Forschungsmethoden haben jedoch wesentlich dazu beigetragen, Ursprung und Entwicklung der verschiedenen Formen und Quellen spiritueller Traditionen zu identifizieren und transkulturelle Vermischungen aufzuzeigen. Ein Beispiel ist die Herausarbeitung der verschiedenen Typen des traditionellen Guru-Instituts und die kritische Rezeption des modernen Meister-Schüler-Verhältnisses in West und Ost (Steinmann 1986). Karl Baier ist die bisher wohl umfassendste Analyse des Phänomens „Meditation" als Kernbereich moderner Spiritualität in der Wechselwirkung zwischen Westeuropa, Nordamerika und Asien zu verdanken (Baier 2009). Unabhängig von Baier hat der Indologe Mark Singleton nachgewiesen, dass der moderne, im Westen weit verbreitete, körperbetonte Hatha-Yoga kaum älter als hundert Jahre und eine transkulturelle Mischung von amerikanisch-britischem Bodybuilding, schwedischer Gymnastik und dem Sportunterricht der in Indien im 20. Jahrhundert einflussreichen *Young Men's Christian Association (YMCA)* ist (Singleton 2010; vgl. Singleton/Mallinson in Vorbereitung). Die berühmte *School of Oriental and African Studies* der Universität London bietet einen hochspezialisierten, ordentlichen Master-Studiengang „*Traditions of Yoga and Meditation*" an.

Für den professionellen, kultursensiblen Umgang mit Krankheit, Sterben und Tod von Menschen mit Migrationshintergrund und deren Angehörigen sind gute Kenntnisse der betreffenden spirituellen und religiösen Vorstellungen, Rituale und Gebote unabdingbar (siehe die religionswissenschaftlichen Grundlagen von Heller 2012; Frick/Roser 2007: Teil D; Baumann 2011 speziell für die Schweiz).

Vertreter der **vergleichenden Religions- und Kulturwissenschaften** haben sich auch den neuen Formen von Religiosität im Westen zugewandt. Für diese undogmatischen, zunehmend individualisierten und synkretistischen, auf Transzendenz und ganzheitliche Selbst- und Welterfahrung ausgerichteten Formen der Sinnsuche sind die Begriffe „***New Age***"- (Bochinger 1994) und „**alternative Spiritualität**" geprägt worden (Bowman/Sutcliffe 2000; Mohrmann 2010) – als Alternative zum „*Mainstream*" bzw. zur Religion (Heelas et al. 2005), aber auch zur Abgrenzung von den häufig monastischen Lebensformen der klassischen Traditionen der Spiritualität. Für den Religionssoziologen Jörg Stolz beinhaltet die alternative Spiritualität „eine riesige Anzahl verschiedener Spiritualitäten, etwa die keltische, neugermanische, Wicca-, Schamanen-, satanistische, feministische, buddhistische, Yoga- etc. Spiritualität" (Stolz 2005, 122, u.a. im Anschluss an Bowman 2002). Aufgrund der Ausweitung der Klientele und im Zusammenhang mit der verbreiteten Spiritualisierung der Natur (z.B. *Feng Shui*, Permakultur: Kpt. 2.5.2), des ausgedehnten Engelglaubens sowie in Verbindung mit ganzheitlichen, alternativen Heilmethoden, wie Ayurveda und traditioneller chinesischer Medizin TCM, ist neuerdings der Begriff **„populäre Spiritualität"** eingeführt worden (Knoblauch 2009; Gauthier/Martikainen 2013).

2.4.8 Psychiatrie und Psychotherapie

Per definitionem, nämlich über die Aufnahme von „religiösen und spirituellen Problemen" unter der Kategorie 15 „Andere klinisch relevante Probleme" in der vierten Ausgabe des „*Diagnostic and Statistical Manual of Mental Disorders DSM*", befassen sich auch Psychiater und medizinisch ausgebildete Psychotherapeuten mit spiritueller „Gesundheit" (American Psychiatric Association 1994). Die traditionelle **Schul-Psychiatrie** war deshalb lange geneigt, derartige Erscheinungen eher als pathogenetisch bzw. als spirituell induzierte „Krankheit" zu diagnostizieren.

Zu den Pionieren des Paradigmawechsels der letzten dreissig Jahre gehören Harald G. Koenig (s. Kpt. 2.4.1), der bekannte Zürcher Psychiater und Psychotherapeut Daniel Hell (2010), Philippe Huguelet, Psychiater am Kantonsspital Genf, sowie natürlich Viktor E. Frankl, der u.a. bei seinen Arbeiten zur Suizidprävention die Sinnfrage ins Zentrum stellte (1972). Der erste systematische evidenzbasierte Review zu den zwischen 1990 und 2010 weltweit durchgeführten Studien zur Rolle von Religiosität/Spiritualität in der Psychiatrie ergab eine hohe Evidenz dafür, dass Religiosität und Spiritualität bei Depression, Suchterkrankungen und Suizidalität ein protektiver Faktor bzw. eine wichtige Ressource für die Krankheits- und Lebensbewältigung darstellt (Bonelli und Koenig 2013, vgl. Vasegh et al. 2012). Damit ist die in Psychiatrie-Kreisen lange vorherrschende Auffassung, dass Religiosität psychisch schädlich wäre, als wissenschaftlich unhaltbares Vorurteil erwiesen worden. Huguelet und Koenig (2009) haben in einem Handbuch alles für die klinische Psychiatrie Wissenswerte zusammengestellt.

Religiöse und spirituelle Einstellungen und meditative Praktiken werden jedoch inzwischen in der Psychiatrie nicht nur akzeptiert, sondern auch gezielt in die Therapie integriert. Zu „Achtsamkeit", speziell zur *Mindfulness based cognitive therapy (MBCT)*, einer Weiterentwicklung von Kabat-Zinns *mindfulness based stress reduction*-Ansatzes der achtsamkeitsbasierten Stressreduktion (MBSR, Kpt. 2.4.1), besteht seit einigen Jahren ein Forschungsnetzwerk. Dieses organisiert unter Leitung der Universitätsklinik und Poliklinik für Psychiatrie Bern in Kooperation mit dem Universitätsklinikum Freiburg und deren Forschungsgruppe Meditation, Achtsamkeit und Neurophysiologie (Stefan Schmidt) Tagungen zur klinischen und pädagogischen Anwendung.

In der **Psychotherapie** hingegen, insbesondere in der religionspsychologisch (C.G. Jung, Viktor E. Frankl) und transpersonal orientierten Psychotherapie (Belschner, Galuska, van Quekelberghe), werden spirituelle und religiöse Phänomene aus salutogenetischer Sicht und im Anschluss an Grof schon länger als möglicherweise zwar aussergewöhnliche, doch grundsätzlich positive, „gesunde" Phänomene verstanden (siehe z.B. Grof und Grof 1990, Galuska 2000). Neuere Psychotherapie-Schulen wie z.B. die Körperzentrierte Psychotherapie bzw. Ganzheits-Psychotherapie IKP von Yvonne Maurer integrieren in ihrem anthropologischen Modell u.a. auch die spirituelle bzw. meditativ-transzendente Dimension. Diesbezüglich hilfreich ist die Unterscheidung zwischen offener, transkonfessioneller Spiritualität bzw. intrinsischer Religiosität einerseits und potentiell krankmachender extrinsischer Religiosität bzw. normativer Religion anderseits (siehe Kpt. 5.2.4). Zur spirituellen Psychotherapie hat der klinische Psychologe, Psychotherapeut und Theologe van Quekelberghe ein Grundlagenwerk vorgelegt (van Quekelberghe 2007). Der Umgang mit Transzendenzfragen in der Psychotherapie ist von Utsch et al. (2014) weiter professionalisiert worden.

2.4.9 Psychologie und Teilwissenschaften der Psychologie

Wichtige Beiträge zum besseren Verständnis von Spiritualität stammen aus der Psychologie und ihren Teilwissenschaften. So z.B. aus der **Parapsychologie**, welche die Brücke zwischen Psychiatrie und Psychologie schliesst. Diese Wissenschaft hat in den letzten Jahrzehnten in der Deutung von paranormalen Erlebnissen bzw. Grenzerfahrungen, wie z.B. Nahtoderfahrungen (Knoblauch und Soeffner 1999; Renz 2005), und dem ambivalent diskutierten Bereich der Geistheilung Fortschritte gemacht (Bowman 2004; Binder und Wolf-Braun 1995 a; Binder und Wolf-Braun 1995 b).

Die **Religionspsychologie** ihrerseits beobachtet, beschreibt und deutet spezifisch spirituell-religiöse (Grenz-)Erfahrungen und Erscheinungsformen ekstatischer und enstatischer Natur (James 1997; Otto

1917), insbesondere der mystischen Strömungen der grossen Religionen (Underhill 1973; Bütler 1995). Sie setzt sich ausserdem mit gesundheitsförderlichen bzw. –schädlichen Auswirkungen von Spiritualität und Religionszugehörigkeiten auf die psychosoziale Gesundheit auseinander (Bucher 2014: 158-169; vgl. Koenig 2012, 107-119).

Eine neue Generation von Religionspsychologen hat der Spiritualitätsforschung wichtige quantitative und qualitative Impulse zu Messverfahren/Wirkungsnachweisen, Coping, Resilienz, aber auch zu Pathologien gegeben (z.B. Pargament 1997, Murken 1998, Huber 1996 und 2003, Zwingmann & Moosbrugger 2004, Klein et al. 2011, Utsch 2012). Von Anton Bucher, katholischer Theologe, Religionspädagoge und Religionspsychologe, stammt ein autoritatives Handbuch zur Psychologie der Spiritualität mit den Schwerpunkten empirische Zugänge, Entwicklung, gesundheitsrelevante Wirkungen sowie Therapie (Bucher 2007, 2. Aufl. 2014; vgl. Miller 2012).

Unter dem Lead von VertreterInnen der **Arbeits- und Organisationspsychologie** sowie des Organisations- und Personalmanagements ist in den USA (z.B. Harvard) und Kanada (Montréal) in den 90er Jahren eine neue interdisziplinäre Forschungsrichtung „*Meaning of Work*“ entstanden, die den Zusammenhang zwischen Sinn und Arbeit (Morin 2000) einerseits und zwischen Spiritualität und Arbeit, Arbeitszufriedenheit und Stress anderseits untersucht (Tuck et al. 2006). Ein Handbuch versteht unter „*Workplace Spirituality*“ alle betrieblichen Aspekte und Massnahmen, die die individuelle (Arbeits-)Zufriedenheit durch das Gefühl, mit einer höheren Kraft verbunden zu sein, fördern (Giacalone und Jurkiewicz 2002). Die damit verbundenen Initiativen sind einerseits durch die Forderung nach Wahrnehmung sozialer Verantwortung durch die Unternehmen („*corporate social responsibility*“) ausgelöst worden, anderseits durch die Sinnkrise der Arbeitsgesellschaft, die sich in den vergangenen 20 Jahren verstärkt entwickelt hat, und deren sozialen und ökonomischen Auswirkungen. Aus Sicht der Arbeitspsychologie sind „alle Psychopathologien, die wir heute bei der Arbeit kennen –

Mobbing, Burnout oder innere Kündigung –, eigentlich Resultate einer gescheiterten Sinnsuche“ (Wehner 2007). Spiritualität wird jedoch nicht nur als Ressource für die persönliche Lebens- und Stressbewältigung untersucht, sondern zunehmend auch unter dem Aspekt des Nutzens für ein innovatives und ökonomisches Unternehmens- und Personalmanagements (z.B. Schoenauer 2012; Schmitz/Zwierlein 2009) und als Erfolgsfaktor für Wirtschaftswachstum selbst. Gemäss Betriebswirtschafter Klaus Karies kann sich der wirtschaftliche Wachstumsfaktor Mensch nur durch Spiritualität weiterentwickeln. In spirituellen Coping-Übungen sieht Karies das wichtigste Potenzial zur Persönlichkeitsentwicklung, zu Stressmanagement, langfristiger Gesundheit, gesteigerter Produktivität und wichtigen *soft skills*. Er fordert deshalb die Hochschulen dazu auf, angehende Führungskräfte auch zur Entwicklung einer eigenen Spiritualität anzuleiten (Bobert 2012, 186, bezüglich Karies 2007). Aus theologischer Sicht wird das Verhältnis von Spiritualität und Ökonomie, von Sinn und Transzendenz einerseits und von Nutzen und Immanenz anderseits, freilich kritisch bewertet (z.B. Manzeschke 2012)

In der Schweiz besteht eine unabhängige Plattform für Unternehmende und Führungskräfte, die auf der Grundlage eines Bewusstseins für spirituelle, ethische und soziale Grundsätze ein wirtschaftliches Handeln zum Wohle des Ganzen fördern will (www.spiritinbusiness.ch). Ebenso fördert das bereits erwähnte **Lassalle-Institut** in Bad Schönbrunn durch Seminare, einen Studiengang und Beratung eine ganzheitliche Dialog-, Beratungs- und Unternehmenskultur. Im Zentrum steht das Schönbrunner-Modell, ein integraler Ansatz, der Führungskräfte in ihrer mentalen, emotionalen und spirituellen Intelligenz fördert, das Handeln auf der individuellen, institutionellen und globalen Ebene anspricht und für die drei Weisen des Seins – Einheit, Verschiedenheit, Einzigartigkeit – sensibilisiert (www.lassalle-haus.org). Ausserdem ist das Lassalle-Institut Kooperationspartner des Berliner-Kongresses "Meditation und Wissenschaft", der immer stärker auf die Arbeitswelt ausgerichtet ist.

Für unsere Thematik am fruchtbarsten haben sich bestimmte Strömungen in der **Gesundheitspsychologie** erwiesen (Schmidt 2006), auf die im nachfolgenden Abschnitt eingegangen wird.

2.4.10 Transpersonale Psychologie und verwandte interdisziplinär-integrale Modelle und Konzepte

Die grundlegendsten und umfassendsten Ansätze für die Erforschung der Zusammenhänge zwischen Spiritualität und Gesundheit stammen aus der Transpersonalen Psychologie und ihr verwandten Richtungen. Die **Transpersonale Psychologie** speist sich historisch aus verschiedenen Quellen und ist ein Sammelbecken für verschiedene psychologische Richtungen. Der gemeinsame Nenner der betreffenden „Gesellschaft für Bewusstseinswissenschaften und Bewusstseinskultur e.V. (GBB)", ehemals „Deutsches Kollegium für Transpersonale Psychologie und Psychotherapie (DKTP)", ist das Thema spirituell-religiöser *Erfahrungsinhalte* von Menschen und deren Relevanz für Wissenschaft und Lebenspraxis. Aus transpersonaler Sicht transzendiert die spirituelle Erfahrung die psychotherapeutischen Mainstream-Ideale Autonomie und Selbstverwirklichung im Sinne der Ich-Identität.[3]

In diesem Zusammenhang besonders erwähnenswert ist die Abteilung für Gesundheits- & Klinische Psychologie der Universität Oldenburg bzw. **Wilfried Belschner**, Lehrstuhlinhaber von 1974 bis 2006, und dessen SchülerInnen und KollegInnen wie Bölts, Galuska, Geiss, Gottwald, Gräser, Koch-Göppert, Piron, van Quekelberghe, Yeginer und Walach (Impulse für Gesundheitspsychologie und Public Health 2006). Belschners ebenso theoriefundierte wie praxisorientierte Lehr- und Forschungsschwerpunkte sind Transpersonale Psychologie im Anschluss an die Humanistische Psychologie (Tart 1978; Maslow 1985 a; Maslow 1985 b), das heisst heilende Kontex-

---

[3] Für einen Überblick über die traditionellen und modernen europäisch-amerikanischen Quellen der Transpersonalen Psychologie siehe: Zundel und Fittkau 1989.

te und Bewusstseinsforschung (nonduale Erfahrung, spirituelle Entwicklung und Krisen), alternative Heilmethoden, insbesondere Qigong (Forschung, Evaluation und Qualitätssicherung, Kontaktstudium), sowie salutogenese-basierte Gesundheitsforschung.[4]

In den letzten fünfzehn Jahren hat Belschner eine empirische, operationalisierbare **„Psychologie des Bewusstseins“** mit den zentralen Merkmalen „Bewusstseinskontinuum“, „Bewusstseinsweite“ und „Bewusstseinsdifferenzierung“ entwickelt (Belschner 2007). Das betreffende Strukturmodell ermöglicht die Integration „aussergewöhnlicher“, „spiritueller“ und „transpersonaler“ Erlebnisse in ein normalisierendes Bezugssystem und die Einordnung als normale humane Erfahrungen (ebd.: 167ff.). Mit diesem neuen Ansatz verbindet Belschner die Forderung nach einem kultursensiblen „*Consciousness Mainstreaming*“ und einer sinnstiftenden **„Kultur des Bewusstseins“** bzw. der Achtsamkeit (Belschner 2007; Belschner 2005a; Belschner et al. 2007b).

Aufgrund seiner These, dass auch das Forschen immer bewusstseinszustands-spezifisch ist, entwickelte Belschner ein pragmatisches Modell von drei Zuständen des Wachbewusstseins sowie neue, bewusstseins-sensible Forschungsstrategien und -Instrumente (Belschner 2010, Koch-Göppert/Belschner 2009). Besonders wertvoll für unsere Thematik ist Belschners innovativ-visionäres Konzept der Integralen Gesundheit bzw. der Integralen Gesundheitsförderung, auf das in Kapitel 4.2 Bezug genommen wird. In seinem Modell eines „integrales Gesundheitswesens“ werden dessen Aufgaben mit der Verminderung von Leiden (Kuration und Prävention), dem Aufbau von Stärken (Gesundheitsförderung) und der Freilegung des Wesens des Menschen (Bewusstseinsentwicklung) definiert (Belschner 2007: 119). Belschner geht es darum,

---

[4] Belschner (2012) ist seit Jahrzehnten Qigong-Schüler und Zen-Schüler beim deutschen Meister und Benediktiner Willigis Jäger(1991;www.willigis-jaeger.de).

> ein Verständnis von Gesundheit zu entwickeln, „das weit über die Grenzen eindimensionaler Betrachtungsweisen hinausgeht: Menschen in ihrem Sein und Verhalten als Ganzes zu begreifen" (Scheibler-Meissner et al. 2006: 7).

Belschner integriert Bereiche, die, wie Gesundheit und Spiritualität, bis in die jüngere Zeit in der akademischen Diskussion in Europa als nicht integrierbar angesehen wurden (Belschner/Gottwald 2000).

In diesem Zusammenhang ist der ebenfalls deutsche klinische Psychologe, Philosoph und Wissenschaftshistoriker **Harald Walach** zu erwähnen, der **Spiritualität und Wissenschaft** als verschiedene, doch komplementäre Weisen des Zugangs zur einen Wirklichkeit postuliert (Walach 2006). Nach Misserfolgen in seiner Heimat besetzte Walach von 2005 bis 2009 in der „*Psychology Division*" der Universität von Northampton, England, eine Forschungsprofessur. Er richtete dort einen Weiterbildungs-Master-Lehrgang MSc in „*Transpersonal Psychology and Consciousness Studies*" ein. In dessen experimentellem Übungsteil wurden Kompetenzen in der Modulierung von Bewusstseinszuständen erworben. Walach und sein Team fokussierten ihre Forschung auf das Verhältnis von spirituellen Erfahrungen und Gesundheit, Achtsamkeits-basierte Coping-Strategie und das Mapping von höheren Bewusstseinszuständen. Seit 2010 ist Walach Professor für Forschungsmethodik komplementärer Medizin und Heilkunde sowie Leiter des Instituts für transkulturelle Gesundheitswissenschaften der Europa-Universität Viadrina in Frankfurt a.d. Oder. Zu seinen aktuellen Forschungsprojekten gehören Themen wie „Brain, Mind & Healing: Achtsame Schule" oder „Vom Klimawandel zum Bewusstseinswandel. Evaluation eines ganzheitlichen Bildungsansatzes für nachhaltige Entwicklung". Walach leitet ausserdem den Masterstudiengang „Kulturwissenschaften – Komplementäre Medizin". Er war Herausgeber der Zeitschrift „*Spirituality and Health International*" (Walach 2007 a), welche aus Ressourcengründen eingestellt werden musste. Auch Walach praktiziert seit Jahrzehnten Zen-Meditation.

Unter den „integralen“ Denkern und Forschern unserer Zeit ist der Amerikaner **Ken Wilber** als wohl „integralster“ und wichtigster zu erwähnen, weshalb hier auf sein Werk näher eingegangen wird. Wilber hat sich wie kaum ein anderer Zeitgenosse mit dem philosophischen, psychologischen und spirituell-religiösen Erbe der Menschheit auseinandergesetzt und gehört zu den bedeutendsten Bewusstseinsforschenden der Gegenwart (Wilber 1984; Wilber 1990). Ursprünglich auch der Transpersonalen Psychologie angehörig, geht auch er über diese hinaus. In seinem umfassenden Werk überbrückt er nicht nur die Gegensätze von Geistes- und Naturwissenschaften, sondern führt zugleich die universellen, ewigen Weisheitslehren (*philosophia perennis*) und Erfahrungen der Mystiker aller Traditionen mit der modernen Forschung in einem einzigen Philosophie, Wissenschaft und Religion umspannenden Menschen- und Weltbild zusammen (Wilber 1996; Wilber 2001a).

Die **„Ewige Philosophie“** fasst Wilber in vier Hauptpunkten zusammen:

> „(1) Die Existenz ist eine Einheit mit (2) einem spirituellen Charakter und (3) einer Vielfalt von materiellen bis göttlichen Welten oder Sphären, und (4) jeder Mensch steht potenziell in Kontakt mit diesen Existenzebenen der Sphären, so dass er sein Bewusstsein von der Materie bis hin zu Gott ausweiten kann“ (Wilber zit. in: Heitlinger 2005: 18).

Wilber ergänzt die Ewige Philosophie durch eine **„Ewige Psychologie“**, in deren Rahmen er verschiedene hochkomplexe Modelle der Bewusstseinsentfaltung entwickelte (Wilber 2001b). Er beschreibt Spiritualität als kontinuierlichen, von den Uranfängen auf den absoluten Geist ausgerichteten Prozess von siebzehn Entwicklungsstadien. Diese gliedern sich in das präpersonale, personale (Ego-Entwicklung, Intentionalität inkl. Sinnzuweisung, Autonomie und *selbst*-Verwirklichung), und transpersonale bzw. spirituelle Stadium (*Selbst*-Verwirklichung). In diesem Evolutionsprozess entwickelt sich der Mensch von einem körperlich-emotional orientierten Wesen

(Body) über eine mentale Persönlichkeit (Mind, *selbst*) zu einem Menschen, der sich schliesslich seiner Identität (*Selbst*) mit dem absoluten Geist (*soul/spirit*) bewusst ist. Nach Wilber verdient im engeren Sinn nur dieses höchste Bewusstsein – im letzten der sieben Stadien des transpersonalen Stadiums – „spirituell" genannt zu werden (ebd.; vgl. Wilber 2001b: 150ff.).

Der in seinem Land weit verbreiteten Pseudo-Spiritualität stellt Wilber die „authentische Spiritualität" gegenüber, deren

> „Kern unmittelbare mythische, transzendente, meditative, kontemplative oder yogische Erfahrungen sein müssen, die nicht im sinnlichen und nicht im geistigen (mentalen, Vf.), sondern im trans-sinnlichen, transmentalen, transpersonalen, transzendenten Bewusstsein stattfinden (…)" (Wilber 1998: 215f.).

Dementsprechend gibt es für Wilber nicht nur sinnliche Empirie und Evidenz, die das physische Auge sieht (sensomotorische Welt), sowie Evidenz, die das intellektuelle Auge erkennt (z.B. Mathematik, Logik), sondern ebenso Evidenz, die das Auge der Kontemplation wahrnimmt (z.B. *satori, nirvikalpa-samadhi*, Gnosis; ebd.: 198f.). Derartig verstandene Spiritualität muss gemäss Wilber streng den drei Strängen aller gültigen Erkenntnis unterworfen werden: Injunktion (kontemplative, meditative Übungspraxis), Wahrnehmung und Bestätigung/Widerlegung bzw. Falsifizierbarkeit (ebd.: 216).

Seine integrale Meta-Theorie, welche alle bestehenden und möglichen Entwicklungen, Perspektiven und Methoden zu integrieren versucht, verdichtete Wilber im sog. **AQAL**-Modell, einer Art multidimensionalen integralen Landkarte (*Integral Operating System*): Es enthält **a**lle vier **Q**uadranten als Grundstruktur (oben links: Ich-, unten links: Du-/Wir-, oben rechts: Er-/Sie- singular sowie unten rechts: Sie-Perspektive plural), welche vertikal die Innen- (oben und unten links) und Aussen-Perspektive (oben und unten rechts) sowie horizontal die individuelle (oben links und rechts) und die kollektive Perspektive (unten links und rechts) abbilden; ferner **a**lle Ebenen

(***Levels***: egozentrisch/*body*, ethnozentrisch/*mind*, weltzentrisch/*spirit*), Linien (z.B. kognitiv, affektiv, interpersonal, ästhetisch, spirituell), Bewusstseinszustände (wachen, träumen, tief schlafen) und Typen (insbesondere männlich und weiblich) (Wilber 2006b).

Wilber wendet seinen integralen, evolutionsorientierten Ansatz auf sämtliche Lebensbereiche an, auf Politik, Wirtschaft und Ökologie ebenso wie auf die Wissenschaft und Künste, das Bildungs- und Gesundheitswesen (Wilber 2001a: 26ff.; Wilber 2006b: 106ff.) und eben auch auf die „**(Integrale) Spiritualität**" (Wilber 2006b). Danach betreffen Krankheit und Gesundheit alle Ebenen des Seins. Die emotionale, mentale und spirituelle Befindlichkeit einer Person kann deren Erkrankung oder Genesung ebenso beeinflussen wie eine physische Krankheit die höheren Ebenen. Der kulturellen Bedingtheit von Gesundheit und Krankheit misst Wilber einen hohen Stellenwert bei.

Wilbers Denken und Forschen ist seit dem Jahr 2000, der Gründung des „Integral Institute" in Boulder, Colorado, mit einem weltweiten Netzwerk von forschenden Integralisten und tausenden von Mitgliedern und Anhängern verbunden (www.integralinstitute.org; www.integralworld.net). Die akademisch orientierte „Community" trifft sich seit 2008 alle zwei bis drei Jahre zu einer *„Integral Theory Conference (ITC)"*. Über ihre jüngste Kreation, die *Metaintegral Academy*, stehen integrale Aus- und Weiterbildungsmöglichkeiten zur Verfügung.

Wilber, der über keinen universitären Abschluss verfügt, hat bis heute keine allgemeine akademische Anerkennung erfahren. Dennoch zählen sich zahlreiche AkademikerInnen unterschiedlichster Fachrichtungen und auch universitäre Grössen wie z.B. der Entwicklungspsychologe Robert Kegan, Harvard University, zu den Anhängern seiner Theorie. Der Kongress 2010, an welchem auch Kritiker von Wilbers Theorie zu Wort kamen (z.B. Jeff Meyerhoff 2010 und Frank Visser), war z.T. von beachtlichem wissenschaftlichem Niveau. Neben metatheoretischen Abhandlungen wurden Wilbers Entwicklung und Theorie (selbst)kritisch durchleuchtet und erstmals auch praktische, insbesondere gesundheitswissenschaftliche und pädagogische, organisationale, betriebswirtschaftliche und ökologische Anwendungen präsentiert (Varey 2010, Esbjörn-Hargens et al. 2010a, ders. 2010b, Edwards 2010, Strycker, Esbjörn-Hargens & Zimmermann 2009).

Der charismatische Integralist und Ökologe Sean Esbjörn-Hargens nimmt als Gründer und Vorsitzender des *Department of Integral Theory* an der *John F. Kennedy University*, als Gründer und Redaktor des *Journal of Integral Theory and Practice* sowie als Gründungsdirektor des *Integral Research Center* in der akademisch orientierten Wilber-Community eine führende Rolle ein (siehe oben und Esbjörn-Hargens 2009).

Wilbers Werk ist eine Theorie und (noch) kein Umsetzungskonzept. In seinem vorletzten Buch „***Integral Life Practice***" (Wilber et al. 2008) ist es ihm gelungen, seine Meta-Theorie für das praktische Leben nutzbar zu machen. Ausgebildete „*Life Practitioner*" und eine wachsende Anzahl spiritueller LehrerInnen verschiedener spirituell-religiöser Traditionen unterstützen Verbreitung und Umsetzung dieses integralen, Körper, Gefühle, Denken und Spiritualität einschliessenden Lebensstils.

Die spirituelle Dimension des Menschseins steht auch im Zentrum des interdisziplinären Ansatzes der **Spirituellen Intelligenz** von Danah Zohar und Ian Marshall. In Anlehnung an Viktor E. Frankl gehen die beiden Neurologen davon aus, dass der Mensch im Kern ein spirituelles Wesen ist. Sie integrieren in ihrem Werk Untersuchungen aus der Quantenphysik, Neurologie, Psychologie (C.G. Jung), Anthropologie und Philosophie und beschreiben die spirituelle Intelligenz (SQ) neben der logischen (IQ) und der emotionalen (EQ) als dritte Intelligenz (Zohar/Marshall 2000). Die spirituelle Intelligenz ist die höchste Intelligenzform und integriert alle Intelligenzformen.

Sie ermöglicht es dem Menschen, Sinn- und Wertefragen anzugehen und sein Leben in einen grösseren Sinnzusammenhang zu stellen. Die spirituelle Intelligenz ist ein „Einheit stiftendes Denken", einer Einheit im Sinne einer dynamischen Ganzheit, in der das Selbst mit sich und der Gesamtheit der Schöpfung eins ist (Heitlinger 2005: 20; vgl. Zohar und Marshalls Definition von Spiritualität in Kpt 5.1: 27).

2.4.11 Physik

Anders als die Geisteswissenschaften haben die Naturwissenschaften aufgrund ihrer streng empirisch–quantitativen Ausrichtung einen schwierigen Zugang zu Spiritualität und Religiosität. Eine Ausnahme stellt die Physik, insbesondere die Quantenphysik dar. Einige ihrer Vertreter haben die Brücke zu den Geisteswissenschaften und sogar zur Spiritualität geschlagen.

An erster Stelle ist Albert Einstein anzuführen, der den zentralen Aspekt der allumfassenden Verbundenheit des Menschen betonte:

> „Ein menschliches Wesen ist ein Teil des Ganzen, das wir ‚Universum' nennen, ein in Raum und Zeit begrenzter Teil. Es erfährt sich selbst, seine Gedanken und Gefühle, als etwas von allem anderen Getrenntes – eine Art optische Täuschung seines Bewusstseins. Diese Täuschung ist für uns einschränkend, sie ist eine Art Gefängnis" (Wilber zit. in: Warnke 2005: 310).

Mit dem Philosoph und Physiker Fritjof Capra ist ein weiterer Meilenstein auf dem Weg zur Integration von Natur- und Geisteswissenschaften bzw. Mystik und zur Entstehung eines neuen, ganzheitlichen Weltbildes verbunden (Capra 1987 a und b). Er vertiefte die von Einstein angedeutete integrale Sicht der Wirklichkeit und übertrug das Konzept der „Ganzheit" auch auf die Gesundheit (Capra 1982: Kpt. 10).

Ein weiterer Brückenbauer zwischen Geist, Religion und Natur ist der Heisenberg-Schüler Hans-Peter Dürr (z.B. Dürr 2008 und 2010). Indem Dürr vertritt, dass es Materie im Grunde gar nicht gibt, transzendiert er die traditionelle Physik:

> "Es gibt nur ein Beziehungsgefüge, ständigen Wandel, Lebendigkeit. Wir tun uns schwer, uns dies vorzustellen. Primär existiert nur Zusammenhang, das Verbindende ohne materielle Grundlage. Wir könnten es auch Geist nennen. Etwas, was wir nur spontan erleben und nicht greifen können. Materie und Energie treten erst sekundär in Erscheinung – gewissermaßen als geronnener, erstarrter Geist“ (www.pm-magazin.de/a/am-anfang-war-der-quantengeist).

In seinem bürgerschaftlichen Engagement setzt sich Dürr für ein neues Denken und lebenswerte, ökologisch nachhaltige und friedfertige Lebensstile ein (s. z.B. Mattig 2012). Dabei versteht er sich als

> „ein Stellvertreter für die große Menge zivilcouragierter Bürgerinnen und Bürger, die als 'Dritte Kraft' im Staat, neben der Politik und der Wirtschaft, auf vielfältige Weise Verantwortung übernommen haben. Diese Kräfte sind (…) die eigentlichen Garanten für die Entstehung gewaltfreier, gerechter und im Einklang mit der Natur operierender Zukunftsoptionen, weil diese das Leben zukünftiger Generationen vor Augen haben und nicht nur Gewinnmaximierung und kurzzeitige Wahlerfolge“ (www.gcn.de/hpd.html).

Neuerdings werden regelmäßig Kongresse mit renommierten WissenschaftlerInnen aus aller Welt durchgeführt, in welchen u. a. quantenphysikalische Experimente die tragende Rolle von Geist und Bewusstsein in der Wirklichkeit aufzeigen (z.B. Görnitz/Görnitz 2007). Träger ist eine privat und öffentlich breit vernetzte Unternehmensgruppe, die unter der Marke „Quantica“ eine weltweite Plattform für die „neuen“ Wissenschaften rund um die Quantenphysik und Bewusstseinsforschung entwickelt. Die Aktivitäten in den Feldern „ Forschen – Begreifen – Entwickeln – Transportieren – Verändern“ werden von einem wissenschaftlichen Beirat begleitet, welchem u.a. Hans-Peter Dürr und Marco Bischof (2010), Atemtherapeut und wissenschaftlicher Berater für Grenzgebiete von Geistes- und Naturwissenschaften, angehören.

2.4.12 Neurowissenschaften

Noch stärker als die (Quanten-)Physik integrieren die interdisziplinär arbeitenden Neurowissenschaften Ansätze der Geistes- und Naturwissenschaften und kennen keine Berührungsängste zur Medizin und Biologie einerseits und zur Psychologie, Pädagogik, Philosophie und sogar Theologie anderseits. So erstaunt nicht, dass sich bestimmte Richtungen der Neurowissenschaften schon seit längerer Zeit mit den neurobiologischen Mechanismen beschäftigen, die spirituellen und religiösen Erfahrungen zugrunde liegen.

Einem Team der Universität Udine von Neurochirurgen, Psychologen und Philosophen gelang es vor wenigen Jahren zum ersten Mal eine Verbindung zwischen Spiritualität als Transzendenzerfahrung und der Funktion bestimmter Hirnbereiche nachzuweisen. Aufgrund prä- und postchirurgischer Untersuchungen von Krebskranken verorten die Forscher die Veranlagung und Fähigkeit zum Erleben von Transzendenz im hinteren Scheitel-Cortex, der Gehirnregion hinter und über den Ohren (Urgesi et al. 2010). Die Studie zeigt u.a., dass

- Selbst-Transzendenz bei vorhandener Prädisposition für Spiritualität ein stabiles Persönlichkeitsmerkmal darstellt,
- Hirnschäden spezifische und schnelle Veränderungen der Selbst-Transzendenz herbeiführen und
- Selbst-Transzendenz nach Beschädigung des linken und rechten unteren Scheitel-Cortex zunimmt.

Spiritualität definieren die Autoren als „*complex of feelings, thoughts, and behaviors* (…) *that reflect a view of the human condition in transcendent contexts and in relation to unseen realities/supernatural agents*“ (eda.).

Schon früher postulierten einige Hirnforscher die Existenz eines „Gottesmoduls“ im Gehirn jedes Menschen (vgl. Alper 2002). Genforscher behaupten sogar, ein Gen entdeckt zu haben, das dafür entscheidend ist, ob jemand spirituell-religiös ist oder nicht (vgl. Hamer 2006). Zu den Pionieren der neuen Disziplin „**Neurotheologie**“ gehört der Mediziner, Neuropsychologe und Religionswissenschaftler Andrew Newberg von der University of Pennsylvania, der in der Spiritualität einen Evolutionsvorteil sieht. Im Mittelpunkt seiner Forschungen stehen die Gehirnphysiologie der Spiritualität und die neurologische Aktivität während religiöser und mystischer Erfahrungen (s. z.B. Newberg/Waldmann 2009; vgl. Angel/Krauss 2004). Unter Neurowissenschaftlern herrscht jedoch ein naturalistisch-materialistisches Menschenbild vor, in welchem Spiritualität und Religiosität keinen Platz finden (vgl. Metzinger 2006). So sind auch die visionär-innovativen, wissenschaftlich und populärwissenschaftlich verbreiteten Thesen des bekannten Neurobiologen, Quer- und Vordenkers Gerald Hüther inner- und außerhalb der Disziplin umstritten. Hüther versteht die Hirnentwicklung als Ausdruck der Transformation immaterieller, unsichtbarer und nicht messbarer Erfahrungen einer geistigen Welt in materielle Strukturen (Hüther 2008; Hüther/ Spannbauer 2012). Zum Stand der disziplininternen, kontroversen Diskussion der neuronalen Korrelaten von Spiritualität und Religiosität siehe Müller et al. 2009.

2.4.13 Angewandte Bewusstseinswissenschaften und verwandte Initiativen

Aspekte und Phänomene der Spiritualität und Religiosität werden schon seit einiger Zeit unter dem weltanschaulich und wertmässig neutraleren Begriff „Bewusstsein“ erforscht. Vor allem Vertreter der transpersonalen Psychologie bevorzugen diesen Begriff und fordern eine „Psychologie“ oder „Kultur des Bewusstseins“ und damit verbundene Bewusstseinstransformation (Belschner 2005a und 2007). Der jüngste Meilenstein in dieser Entwicklung ist die 2008 begründete „**Stiftung Bewusstseinswissenschaften**“ und die damit verbundene Positionierung der „Angewandten Bewusstseinswissenschaften“ als eigenständige neue Disziplin im akademischen Umfeld. Die von Joachim Galuska, Facharzt für Psychosomatische Medizin und für Psychiatrie und Psychotherapie, und Dorothea Galuska getragene Stiftung Bewusstseinswissenschaften

> „fördert eine anwendungsbezogene Bewusstseinsforschung, die im ganzheitlichen Sinne sowohl das individuelle, als auch das kollektive Bewusstsein und deren biologische und kulturelle Grundlagen einbezieht. Sie fördert darüber hinaus die Anwendung und Umsetzung der wesentlichen Ergebnisse angewandter Bewusstseinswissenschaften in Technologien und Gestaltungsformen psychologischer, sozialer und technischer Art"(www.stiftung.heiligenfeld.de)

Den entscheidenden Schritt in der Evolution der Menschheit sehen die Stiftungsgründer gegenwärtig in der Entwicklung des menschlichen Bewusstseins. Die Stiftung will zu einer neuen Kultur beitragen, in der Bewusstseinskompetenz und Bewusstseinsbildung, die "Arbeit am Bewusstsein", als ein gesellschaftlich wertvolles Ziel anerkannt wird. Bewusstseinskompetenz wird vier Bereichen zugeordnet: Bewusstheit, Bewusstseinstechnologie, Bewusstseinsgestaltung sowie Bewusstseinskunst. Um der Komplexität des Bewusstseins gerecht zu werden, wird eine mehrperspektivische Betrachtungsweise gefordert und dabei auf das Quadrantenmodell von Ken Wilber zurückgegriffen (siehe Kpt. 2.4.10).

Die Stiftung richtete 2011 den **Lehrstuhl Angewandte Bewusstseinswissenschaften** an der Abteilung für psychosomatische Medizin des Universitätsklinikums Regensburg ein und besetzte ihn mit Thilo Hinterberger, Experimentalphysiker und Neurowissenschaftler. Hinterberger ist gleichzeitig Vorsitzender der "Gesellschaft für Bewusstseinswissenschaften und Bewusstseinskultur e.V." (s. Kpt. 2.4.10). Der Forschungsschwerpunkt liegt in den Bereichen Gesundheit, Medizin und Gesellschaft mit Forschungsfeldern in Bewusstsein, Psychotherapie, Neuro- und Naturwissenschaft. Im November 2011 trat die Stiftung mit einem Symposium an die Öffentlichkeit, welches ihren interdisziplinären Ansatz mit der Integration geisteswissenschaftlicher Forschung mit modernen Entwicklungen der Physik und der Neurobiologie erkennbar machte. 2012 gründete Galuska die Zeitschrift „Bewusstseinswissenschaften".

Zurzeit bestehen Kooperationen der Stiftung mit den ebenfalls von Galuska geleiteten, transpersonal orientierten Heiligenfeld Kliniken in Bad Kissingen und deren Bildungseinrichtung Akademie Heiligenfeld, welche beachtenswerte Kongresse zur Bewusstseinsforschung, -Kultur und -Entwicklung durchführt (Galuska 2014); ausserdem mit dem *Samueli Institute for Information Biology, Section Brain, Mind and Healing*, Washington, VA (www.siib.org), dem *Generation Research Programm* des Humanwissenschaftlichen Zentrums der Universität München sowie der „Forschungsgruppe Meditation, Achtsamkeit und Neurophysiologie" des Instituts für Umweltmedizin und Krankenhaushygiene am Universitätsklinikum Freiburg i.Br.. Erwähnenswert ist das dort 2008 gegründete, inter- und transdisziplinär ausgerichtete **„Institut für integrale Studien (IFIS)"**. Die Instituts-Webseite enthält eine umfassende Link-Liste von weltweiten integralen Forschungsstätten.

Das *Generation Research Programm (GRP)* der Universität München ist die Geburtsstätte der „**Transdisziplinären Arbeitsgruppe Spiritualität und Krankheit (TASK)**", dem ersten und bis etwa 2011 grössten universitären Fach-Netzwerk im deutschsprachigen Raum. Die Gründung geht auf eine gemeinsame Initiative von Klaus Baumann (Institut für Praktische Theologie, Universität Freiburg i.Br.), Arndt Büssing (Medizinische Fakultät, Universität Witten/Herdecke), Niko Kohls (*Generation Research Program*, Universität München), Harald Walach (Institut für Transkulturelle Gesundheitswissenschaften, Europa-Universität Viadrina, Frankfurt a.d. Oder) und Karin Wilkening (Zentrum für Gerontologie, Universität Zürich) zurück. Als eigenständige Disziplinen waren über die Teilnehmer die Psychologie, Medizin, Pflegewissenschaft, Soziologie, Religionswissenschaft und Theologie einbezogen. Die Mission der TASK lag in den drei Bereichen theoretische Auseinandersetzung, Grundlagen-/Versorgungsforschung und Translation (Implementierung/Lehre). Die Arbeiten und Hauptreferate der ersten beiden Tagungen sind publiziert worden (Büssing und Kohls 2011). Die TASK stellte 2013 ihre Aktivitäten ein, da ihre Aufgaben von anderen, institutionell-fachlich noch besser verankerten Netzwerken und Kongressen übernommen wurden, wie dem „*European Network of Research on Religion, Spirituality and Health*", der „Internationalen Gesellschaft für Gesundheit und Spiritualität" oder den Kongressen der Akademie Heiligenfeld und „Meditation & Wissenschaft".

Getragen von der *Identity Foundation* und der Oberberg Stiftung fördert seit 2010 dieser interdisziplinäre Berliner **Kongress „Meditation & Wissenschaft"** die Bewusstseins- und speziell Meditationsforschung. Unter dem Titel „Neue Bewusstseinskultur in einer aus den Fugen geratenen Welt" mit Fokus auf Stress und Burnout am Arbeitsplatz positionierte der Kongress 2012 Meditation als neue Resilienz-Strategie einer erschöpften Gesellschaft.

2.4.14 Gesundheitswissenschaften/"New" Public Health

Fragen wir uns zum Schluss dieses *tour d'horizon*, warum sich neben der klassischen Schul-Medizin auch die Gesundheitswissenschaften bzw. „New" Public Health – Epidemiologie, Prävention, Versorgungs- und Gesundheitssystem-Forschung sowie Soziale und Umwelt-Hygiene (Franzkowiak 2003) – ebenso wie die Gesundheitsförderung mit der spirituellen Dimension des Menschseins schwer tun. Auch in der 5., vollständig überarbeiteten Auflage des Handbuches Gesundheitswissenschaften findet sich kein einziger Sacheintrag zu „Spiritualität, Religiosität, Religion, Sinn bzw. Sinnfragen" (Hurrelmann/ Razum 2012). Eine Situationsanalyse bringt mehrere Gründe zu Tage. Der Wichtigste mag darin liegen, dass die epidemiologisch dominierten Gesundheitswissenschaften unter dem Einfluss der medizinischen Wissenschaften und deren strengen Forderung nach empirischer Evidenzbasierung stehen. Aus deren Perspektive sind „Spiritualität" und „spirituelle Gesundheit" weder hinlänglich terminologisch definiert noch messbar. Ein anderer Grund

liegt in der ungelösten Assoziation mit „Religion“ und „Religiosität“ - einem anderen Tabu-Thema. Als ebenso verwirrend wie blockierend wirkt sich die Vermengung der spirituellen Dimension mit der psychischen Gesundheit aus (vgl. Kpt. 5.3.3). Schliesslich verstärken die gesellschaftliche Vermarktung des Lifestyle-Produktes „Spiritualität“ sowie die thematische Nähe zu Grenzgebieten und Grenzwissenschaften die vorhandenen Vorurteile. Diese verhindern eine sachliche Auseinandersetzung mit der wissenschaftlichen Evidenz für die mehrheitlich positive gesundheitliche Wirksamkeit spiritueller Interventionen. Ein ganz anderer Grund liegt in der zunehmenden Ökonomisierung des Gesundheitswesens und der relevanten Wissenschaften, wodurch die Optimierung des materiell-funktionalen Kosten-Nutzen-Verhältnisses in den Mittelpunkt gestellt wird.
Aus Sicht der Gesundheitsförderung mag ein Grund für die Aussparung der spirituellen Dimension in der Fokussierung auf die sozialen Determinanten der Gesundheit und auf sozial, ökonomisch und bildungsmässig benachteiligte Bevölkerungsgruppen zu suchen sein.

In bestimmten Public Health-Kreisen und auch bei einigen der Gesundheitsförderung nahe stehenden Fachleuten ist der Handlungsbedarf bezüglich Erweiterung der Gesundheit durch die spirituelle Dimension jedoch schon lange erkannt worden (Hawks et al. 1995: 372). Welches sind die Meilensteine der (Nicht-)Integration der Spiritualität in Forschung, Bildung und Konzepten der „New“ Public Health, bei der Weltgesundheitsorganisation WHO und in der EU (für die internationale Entwicklung/Beiträge s. Stuckelberger 2015)?

0) Ausgangspunkt ist die klassische, in ihrer Verfassung festgeschriebene Definition der WHO von 1948:

> „*Die Gesundheit ist der Zustand des vollständigen körperlichen, geistigen und sozialen Wohlbefindens und nicht nur das Freisein von Krankheit und Gebrechen. Sich des bestmöglichen Gesundheitszustandes zu erfreuen, ist eines der Grundrechte des Menschen, ohne Unterschied der Rasse, der Religion, der politischen Überzeugung, der wirtschaftlichen oder sozialen Stellung*“ (Kickbusch/Hartung 2014: 51.)

1) Die erste, in Medline (PubMed) verzeichnete Publikation in Englisch, Französisch oder Deutsch, die im Titel oder Abstract den Begriff „*spiritual health*" führt, stammt bereits aus dem Jahr 1955 (Vickers 1955), und die erste in derselben Datenbank geführte Publikation, die sich explizit mit der „spirituellen Dimension der Gesundheit" befasst, aus dem Jahr 1966 (Hoyman 1966). Ab dem Jahr 1980 nimmt die Produktion der betreffenden Literatur exponentiell zu. Der erste Review zu „*spiritual health*" wurde 1995 veröffentlicht (Hawks et al. 1995). Nur wenige Reviews sind jedoch (auch) aus der Sicht von Gesundheitsförderung und Prävention verfasst worden (z.B. Levin 2003; Cotton et al. 2006; Lehtinen et al. 2005). Dazu gehören auch Reviews in Form von Monografien, die allerdings nicht zwischen Spiritualität und Religion unterscheiden (Levin 2001 a; Koenig et al. 2001).

2) 1979 scheiterte die Aufnahme der spirituellen Dimension in die Gesundheitsdefinition der WHO in deren Vollversammlung am Widerstand der westlichen Länder (Kickbusch 2006: 41; vgl. WHO 1979).

3) Dank dem Einfluss des damaligen Generalsekretärs Halfdan Mahler verabschiedete die WHO 1984 eine Resolution (WHA 37.13), die ihren Mitgliedstaaten *empfahl*, die spirituelle Dimension in ihre Gesundheits-Strategien einzubeziehen.

4) An der wichtigen gesundheitspolitischen Tagung 1986 in Ottawa, Kanada, hat die WHO an der Definition eines neuen Gesundheitsbegriffs mitgewirkt. Die für die Gesundheitsförderung konstituierende Ottawa-Charta ist zwar von einer ganzheitlichen Sichtweise und Vision (*holism*) geprägt; die spirituelle Dimension wird jedoch weder explizit in ihr erwähnt noch lässt sie sich indirekt aus ihr ableiten:

   „*Gesundheit wird von Menschen in ihrer alltäglichen Umwelt geschaffen und gelebt: Dort, wo sie spielen, lernen, arbeiten und lieben. Gesundheit entsteht dadurch, dass man sich um sich selbst und für andere sorgt, dass man in die Lage versetzt ist, selber Entscheidungen zu fällen und eine Kontrolle über die eigenen Lebensumstände auszuüben, sowie dadurch, dass die Gesellschaft, in der man lebt, Bedingungen herstellt, die all ihren Bürgern Gesundheit ermöglichen*" (Kickbusch/Hartung 2014: 52).

5) Aggleton und Homans scheinen als erste Fachleute in ihrer Differenzierung von sechs Dimensionen der Gesundheit – physische, psychische, emotionale, soziale, sexuelle und spirituelle – die neue Dimension integriert zu haben (Aggleton/Homans 1987); andere Fachleute folgten (Naidoo/Wills 1994; Illés/Abel 2002). Besondere Erwähnung verdient Jeff Levin, Mitbegründer einer „*epidemiology of religion*", der mit der Integration der spirituellen Dimension einen Paradigmawechsel verband (Levin/Vanderpool 1987; Levin 2001b).

6) In der Stellungnahme der 3. Internationalen Konferenz für gesundheitsförderliche Lebenswelten 1991 in Sundsvall wurde die spirituelle Dimension zwar genannt doch nicht weiter beschrieben (Franzkowiak/Sabo 1993: 117f.).

7) In der Agenda 21 der UNCED wird 1992 das Recht von Individuen auf „gesunde physische, psychische und spirituelle Entwicklung" festgeschrieben.

8) In der Kopenhagen Erklärung zur sozialen Entwicklung haben sich die europäischen Regierungen 1995 dazu verpflichtet, ihre Politik auf eine „politische, ökonomische, ethische und spirituelle Vision der sozialen Entwicklung" auszurichten (Europäische Union 1995).

9) 1995 wurde in einem WHO-Positionspapier der „*Quality-of-life-Assessment-Group*" Lebensqualität als multidimensional und minimal vier Kategorien der individuellen Wahrnehmung umfassend definiert: physisch, psychisch, spirituell und sozial (Heitlinger 2005).

10) 1998 schlug eine Gruppe der WHO dem Exekutivausschuss in einer Resolution folgende Gesundheitsdefinition zur Aufnahme in die Präambel der WHO-Verfassung vor:

„*Health is a dynamic state of complete physical, mental, spiritual and social well-being and not merely the absence of disease and infirmity*" (EB 101.R2 zit. in: Jakob/Bartmann 2013, 54).

Diese Resolution wurde 1999 und ebenso 2005 an den jeweiligen WHO-Vollversammlungen diskutiert, jedoch ohne zur Abstimmung zu gelangen. Alle weiteren Versuche, beispielsweise der „*NGO Committee on Spirituality, Values and Global Concerns*" und des „*Round Table Spirituality, Religion and Health*" im Rahmen der jährlichen *World Health Assembly*, und selbst eine entsprechende Empfehlung von Erzbischof Desmond Tutu in seiner Eröffnungsansprache der WHO von 2008, sind seither ebenso ergeb-nislos geblieben (eda.).

11) Auf einem Nebenschauplatz, in der Definition von Palliative Care, integrierte die WHO 2002 die spirituelle Dimension gleichwohl:

„*Palliativmedizin dient der Verbesserung der Lebensqualität von Patienten und ihren Angehörigen, die mit einer lebensbedrohlichen Erkrankung konfrontiert sind. Dies geschieht durch Vorbeugung und Linderung von Leiden mittels frühzeitiger Erkennung, hochqualifizierter Beurteilung und Behandlung von Schmerzen und anderen Problemen physischer, psychosozialer und spiritueller Natur*" (Roser 2007, 244f. bzw. www.who.int/cancer/palliative/definition/en).

12) Seit der ersten Durchführung wird die spirituelle Dimension im Master-Studiengang Gesundheitsförderung und Gesundheitsmanagement der Hochschule Magdeburg-Stendal 2002-2005 (Eberhard Göpel) zu den übrigen drei Haupt-Dimensionen gleichberechtigt behandelt.

13) Wilfried Belschner ist der erste europäische Public Health-Wissenschafter, der Spiritualität als zentrale Dimension der Gesundheit bezeichnet und in seinem Konzept der integralen Ge-

sundheitsförderung definiert (Belschner 2002; s. Kpt. 4.2). Das von ihm 1990 an der Universität Oldenburg begründete theorie- und praxisgeleitete, zweijährige Kontaktstudium Qigong startet 2015 zum 26. Mal.

14) Ein weiterer Meilenstein in der WHO-Entwicklung stellte 2005 der erste Bericht zu Konzepten, Evidenzen und Interventionen im Bereich der psychischen Gesundheit dar (WHO 2005). In einem eigenen Abschnitt zur wechselseitigen Relevanz von Spiritualität und Religiosität einerseits und psychischer Gesundheit anderseits wird Spiritualität freilich als Teil-Dimension der psychischen Gesundheit eingeführt und mit dieser vermengt. Gleichzeitig und im Anschluss an Saxena, O'Connell & Underwood (2002) wird darin jedoch festgestellt, dass „*qualities such as awe, meaning of life, faith and connection to a spiritual being*" wesentlich sind für die allgemeine Lebensqualität und zwar jenseits psychischen Wohlbefindens und sozialer Verbundenheit (WHO 2005: 55).

15) Die Bangkok Charta von 2006 scheint das erste offizielle WHO-Dokument zu sein, in dem die spirituelle Dimension explizit erwähnt wird:

    „*Gesundheitsförderung (...) bietet ein positives und umfassendes Konzept der Gesundheit als einen Bestimmungsfaktor für Lebensqualität einschließlich des psychischen und spirituellen Wohlbefindens*" (WHO 2006b).

    Dieser positive Ansatz wird allerdings durch den Einschluss des spirituellen Aspekts in die WHO-Begriffsdefinition von „*Wellness*" gleichzeitig wieder verwässert (Smith et al. 2006: 344).

16) Ein weiterer Meilenstein in der Entwicklung einer integralen Gesundheitsförderung stellt der 2006 eingerichtete interuniversitäre Master-Fernlehrgang „Komplementäre, psychosoziale und integrative Gesundheitswissenschaften" dar, welcher von der EU mitfinanziert wird.

17) Ebenfalls 2006 forderte Jean-Paul Vader, der ehemalige Präsident der *European Public Health Association (EUPHA)*, in seinem Editorial „*Spiritual health: the next frontier*" die Integration der spirituellen Dimension in Public Health und lancierte damit die Diskussion in den europäischen Fachgremien (s. Kpt. 7.4).

18) In einer bemerkenswerten Ringvorlesung 2013 an der Universität Basel zu „Spiritualität" setzte sich Friedrich Wilhelm Schwartz, einer der bedeutendsten Gesundheitswissenschaftler des deutschsprachigen Raums, mit dem Verhältnis von Spiritualität und Gesundheit auseinander. In seinem Fazit beantwortet er die zentrale Frage, ob Religion und Spiritualität der psychischen und somatischen, und nicht nur der subjektiven, sondern auch der „objektiven" Gesundheit/Krankheit nutzen, mit einem „bedingten Ja". Zum Schluss plädiert er für eine langfristige Förderung dieses „grossartigen, aber durch seine Komplexität schwierige interdisziplinäre Forschungsfeld" (Schwartz 2013, 111).

19) Kürzlich ist in einem bemerkenswerten, US-amerikanischen Sammelband breite, multidisziplinäre und multikulturelle Evidenz für den notwendigen Einschluss der Religionen als weitere wichtige soziale Gesundheitsdeterminante in die Public Health-Forschung vorgelegt worden (Idler et al. 2014; vgl. Stuckelberger 2014). Religiöse Praktiken und Institutionen können durchaus auch negative gesundheitliche Auswirkungen haben. Häufig teilen jedoch Religionen und Public Health gesundheitsfördernde Grundwerte wie Chancengleichheit, gerade wenn zum Beispiel das Wohl von Gruppen oder die Leidensminderung und Pflege vorrangig sind. Noch vor ein paar Jahren hatte Thomas Frieden, der Direktor der massgebenden „*Centers for Disease Control and Prevention*" in Atlanta, in seiner „*health impact pyramid*" keinen Platz für religiöse Praktiken und Institutionen als Settings für Public Health-Interventionen oder Akteure für die Veränderung der sozialen Determinanten (Frieden 2010).

Wir stellen fest, dass Spiritualität und Religiosität in „New" Public Health immer noch ein kleines, zartes Pflänzlein auf hartem Grund darstellt. Aber es zeigt Resilienz! Wie wir in den Beiträgen zur Schul-Medizin, ihren Teilwissenschaften und der Alternativen und Komplementär-Medizin festgestellt haben, sind jedoch diese erweiterten, auf das klinische Setting ausgerichteten Gesundheitswissenschaften zunehmend bereit, spirituelle Aspekte in Anamnese, Therapie, Rehabilitation und Pflege proaktiv und systematisch zu berücksichtigen. Davon zeugen die zunehmende Anzahl einschlägiger Lehrstühle, Professuren und Institute, wissenschaftlicher Publikationen, Kongresse und Arbeitsgruppen sowie die Verbreitung achtsamkeitsbasierter Therapien (Hefti in Koenig 2012, 7). Die ursächliche Bedeutung und Tragweite des spirituellen Copings für Überleben, Krankheitsverlauf, Lebensqualität und weitere Aspekte der Gesundheit sind zwar noch nicht abschliessend geklärt. Gleichzeitig lässt der aktuelle Forschungsstand eine Tabuisierung der Spiritualität in der Gesundheitsversorgung nicht weiter zu. Oder positiv formuliert: Spiritualität darf als wichtige Ressource nicht länger aus der Arzt-Patient-Beziehung ausgeblendet werden (Frick 2010, 80f.).

2.5 Spiritualität in Politik und Ökologie

Ein evolutionäres, spirituelles Welt- und Menschenbild scheint für ein selbstbestimmtes und selbstverantwortliches, ganzheitlich-integrales Bewusstsein, Denken, Fühlen und Handeln und ebenso für einen gesunden, achtsamen und nachhaltig-generativen Lebensstil förderlich zu sein. Zwei aktuelle Beispiele aus der Schweiz haben das Potenzial, diese These zu bestätigen: die politische Bewegung „Integrale Politik Schweiz" sowie das gemeinschaftlich-ökologische Landwirtschafts-Projekt „Alpenblühen – Alpine Permakultur Schweibenalp". Beide Vorhaben verbinden eine integrale Sichtweise sowie integrale Methoden zur Transformation und Entwicklung von Menschen, Gruppen und Organisationen.

2.5.1 Integrale Politik Schweiz

Die „Integrale Politik Schweiz (IP)“ [5] ist ein Verein, der sich 2011 neu als politische Partei und Bewegung gegründet hat und derzeit rund 600 Mitglieder umfasst. Auf der Grundlage der geistigen Väter der integralen Evolution – Sri Aurobindo, Jean Gebser, Ken Wilber – sowie durch die Entwicklung integraler Methoden hat die IP ein eigenständiges, integrales Konzept für eine zukunftsfähige Schweiz entwickelt. Ausgerichtet auf eine integrale, gesellschaftliche Vision hat sie unter dem Motto „Aus der Intelligenz des Herzens“ politische Positionen zu relevanten gesellschaftlichen Themen, wie Ökologie, Gesundheitsförderung und Spiritualität bezogen:

> „Der Wechselbeziehung von Mensch und Natur wird von der IP als Werdeprozess in Phasen gesehen: von der aktuellen, vorwiegend agro-chemisierenden via biologische und bio-dynamische Phase, hin zur Synthese von Biodynamik und sorgfältig nutzender, fürsorglich pflegender **Permakultur**. Voraussetzung dafür ist, dass der spirituelle Aspekt der Natur, der Geist der Natur aller Naturen, im Alltagsbewusstsein der Menschen präsent wird.
>
> Eine lebendige Spiritualität wird von Mitgliedern in den Alltag einbezogen. Einerseits wird eine achtsame Sensibilisierung klarer Wahrnehmung innerer und äusserer Aspekte von sich, dem Alltag, der Mitwelt angestrebt. Andererseits wird immer wieder die Öffnung hin zum Einen Sein in der Stille der **Präsenz-Bewusstheit** gesucht.
>
> Wenn sich sowohl die Persönlichkeit wie auch die Gesellschaft grundlegend integral transformiert und entwickelt, wird folgerichtig **Gesundheit** gefördert. Sowohl durch die individuelle Wandlung vom Haben zum Sein, vom Ego zum autonomen, verantwortungsvollen Ich mit Qualitäten wie Mut, Tatkraft, Lebensfreude, Wohlwollen, Frieden, Liebe. Wie auch durch ein mitfüh-

---

[5] Dieser Abschnitt beruht auf der Webseite integrale-politik.ch sowie auf Angaben von Rolf Edelmann, Mitglied der IP, Integraler Therapeut und Entwicklungs-Coach; aktualisiert im April 2015 von Gary Zemp, Co-Präsident IP.

lendes, solidarisches **Mitweltengagement** und damit entsprechenden Veränderungen gesellschaftlicher Gegebenheiten.“ [6]

Ihre Positionen versucht die Integrale Politik Schweiz auf drei Handlungsebenen zu realisieren:

- Durch die Teilnahme am realpolitischen Diskurs, z.B. durch Stellungnahmen und Empfehlungen zu eidgenössischen Abstimmungsvorlagen.
- Durch integral politische Interventionen im realpolitischen Feld, insbesondere durch die Beteiligung an kantonalen und kommunalen Wahlen. Die politischen Aktivitäten haben mit der Gründung von kantonalen und regionalen Parteien vor wenigen Jahren begonnen. Die Integrale Politik Zürich nahm im April 2015 im Wahlkreis Affoltern am Albis zum ersten Mal an den Kantonsratswahlen teil. In fünf verschiedenen Kantonen waren Vorbereitungen im Gange zur Teilnahme der Integralen Politik an den Nationalratswahlen im Herbst 2015.
- Durch konkrete integrale Projekte in allen gesellschaftlichen Bereichen, z.B. zur Entwicklung und Anwendung einer integralen Transformations-Methodik, zu integraler Friedensförderung (ein Projekt zur Schaffung eines Bundesamtes für den Frieden) oder zur Bewusstmachung der Gemeinwohl-Ökonomie in politischen Kreisen. Aktuell beabsichtigt die Gesundheitsgruppe der Integralen Politik eine Initiative zur Stärkung der Gesundheitsförderung bzw. zur Anhebung der Investitionen in Gesundheitsförderung und Prävention von 2.1% (Stand 2012) auf 3% der gesamten Gesundheitskosten von fast CHF 68 Mrd. (Stand 2012) in der Schweiz (BFS 2014). Der aktuellste, vergleichbare Durchschnittswert der OECD-Länder beträgt 3.1% (Stand 2008). Mit der Initiative sollen die Salutogenese, die Gesundheitskompetenz sowie die spirituelle Dimension der Gesundheit gestärkt werden.

---

[6] Schriftliche Mitteilung von Rolf Edelmann vom 17.5.2012.

2.5.2 Alpine Permakultur Schweibenalp

Mit dem 2009 gestarteten Projekt "Alpenblühen – Alpine Permakultur Schweibenalp"[7] mit einer Ausbaufläche von 20 Hektaren auf 1100 m.ü.M. bei Brienz soll ein exemplarisches, alternatives Landwirtschaftsmodell für Berggebiete realisiert werden. Das Projekt ist Teil des 1982 gegründeten "Zentrums der Einheit Schweibenalp", einer transkonfessionellen Stiftung zur Verwirklichung von Wahrheit, Einfachheit und Liebe, und damit eingebettet in die Werte-Orientierung, das soziale System und den ganzheitlichen, ökologischen Lebensstil der Zentrums-Gemeinschaft.

Der Begriff Permakultur[8] entstand aus der Verschmelzung von Englisch *permanent* (dauerhaft und nachhaltig) und *agriculture*. Grundprinzipien der Permakultur sind:

> «Achtsamer Umgang mit der Erde.
> Achtsamer Umgang mit den Menschen.
> Faires Teilen der Ressourcen.»

Permakultur führt auf verschiedenen Gebieten zu ökologischen und ökonomischen Lösungen, die ihr Umfeld achten und auf dauerhafte, nachhaltige Wirkung ausgerichtet sind. Durch die Vervielfachung der Biodiversität verwandelt Permakultur Land in eine hochproduktive «essbare Landschaft». Permakultur wird als eine umfassende Methode und ganzheitliche Lebensphilosophie verstanden, welche die Nachhaltigkeit auf allen Ebenen umsetzt. In der Permakultur werden künstliche Trennungen aufgehoben und die Kreisläufe zwischen Mensch, Tier und Natur bewusst gelebt und vertieft. Ziel ist die Bildung gesunder vernetzter Systeme. Diese Zielerreichung ba-

---

[7] Darstellung und Zitate dieses Abschnitts beruhen auf Projektbeschrieben und Publikumsbroschüren der betreffenden Webseite: www.alpine-permakultur.ch.

[8] Obschon ideell überlappend und naheliegend, scheint es keine bewusste Verbindung zum Begriff PERMA, der Abkürzung für die fünf Säulen der Positiven Psychologie, zu geben: „**P**ositive Emotion, **E**ngagement, **R**elationships, **M**eaning and **A**ccomplishment“ (Seligman 2011).

siert u.a. auf der genauen Beobachtung der natürlichen Kreisläufe – in den Worten von Sepp Holzer, dem österreichischen Permakultur-Pionier:

> „Im Buch der Natur steht immer die Wahrheit,
> wir müssen nur lernen, darin zu lesen.“

Zur Zielerreichung gehört ausserdem ein interdisziplinärer Forschungsansatz – in den Worten von Markus Fellmann, dem Projektleiter Alpenblühen, der Wilbers integralem Ansatz nahe steht:

> „Die Vergangenheit hat gezeigt, dass die Forschung in verschiedenen Fachgebieten zwar grosse Leistungen hervorbringen kann, diese jedoch erst zu ihrer vollen Blüte kommt, wenn sich die Disziplinen vernetzen und in einem Gesamtsystem ihren Platz einnehmen.“

Die inzwischen aufgebaute Permakultur-Akademie bezweckt angewandte Forschung, die Vernetzung mit anderen Institutionen und die Vermittlung von praktischem Wissen. Seminare und Führungen für Schulklassen und BesucherInnen wollen alle Generationen für Selbstversorgung und Landschaftsheilung sowie für gesunde Ernährung und ganzheitliche Lebensweise sensibilisieren. Dazu gehören Lernmöglichkeiten für nachhaltige Landbewirtschaftungsmethoden für Landwirte und (Klein-)Gärtner. Die Erhöhung der Biodiversität beginnt sich in der öffentlichen Meinung zu verankern.

Die Integrale Politik Schweiz und die Permakultur Schweibenalp sind Beispiele für und Teil eines losen weltumspannenden Netzwerks von Gemeinschaften, dem *„Global Ecovillage Network GEN“*. Beide Organisationen sind getragen von einem im Kern spirituell bzw. ganzheitlich-integral begründeten Menschen- und Weltbild und gemeinsamen, universalen Werten wie Gemein- und Natursinn, Frieden, Wahrheit und Liebe. Dabei wird die konventionelle wissenschaftliche Evidenz, das theoretische und praktische *Wissen,* einbezogen und durch integrale *Aktionsforschung* und die intuitiv-spirituelle *Erfahrung* ergänzt.

2.6 Erste Schlussfolgerungen

Der Überblick über Rezeption und Erscheinungsformen der Spiritualität in der westlich geprägten Gesellschaft und Wissenschaft erlaubt, erste Schlussfolgerungen zu ziehen. Die Ausgangslage für eine seriöse Auseinandersetzung mit Spiritualität und ihrem Verhältnis zu Gesundheit und Krankheit gestaltet sich in verschiedener Hinsicht als schwierig. Die Sehnsucht vieler Menschen nach echter Spiritualität steht in auffälligem Kontrast einerseits zum überwuchernden, undurchschaubaren Gesundheitsmarkt und anderseits zu den Berührungsängsten und Vorurteilen, ja Verweigerung vieler Wissenschaftler. Ungeachtet der zahlreichen, vielversprechenden Ansätze und wachsenden Netzwerke bleibt festzustellen, dass die Wissenschaft bezüglich Auseinandersetzung mit „Spiritualität" und insbesondere „Spiritualität und Gesundheit" generell noch in den Kinderschuhen steckt. Dies gilt ebenso für die Gesundheitswissenschaften einschließlich Gesundheitsförderung und Prävention.

Im Moment ist die Wissenschaft im Westen nach wie vor in ein dominierendes, materialistisch-empirisch geprägtes und in ein vergleichsweise kleines, integrations- und systemisch orientiertes Lager gespalten. Dies verunmöglicht eine kraftvolle, gebündelte Erforschung der spirituellen Dimension über alle Disziplinen hinweg. Die abendländische Öffentlichkeit und Wissenschaft können sich nicht länger der Tatsache verschließen, dass Spiritualität, in welcher Form auch immer und unabhängig ihrer marktwirtschaftlichen Banalisierung, nicht einfach ein temporärer, postmoderner Gesellschafts-Trend des Westens darstellt. Die neue bzw. wiederentdeckte Spiritualität kann auch als spiritueller Emanzipationsprozess, als Prozess des spirituellen Empowerments bzw. der Selbstermächtigung des spirituell-religiösen Subjekts gedeutet werden (vgl. Bochinger et al. 2009: 77-81). Wie der Religionsmonitor und viele andere Erhebungen zeigen, integriert in West-Europa eine wachsende Anzahl von Menschen jeden Erwachsenenalters, Herkunft, Beruf und Hierarchiestufe – auch innerhalb der verschiedenen Wissenschaftszweige selber! – Spiritualität und Religiosität seit Jahren oder sogar Jahrzehnten in der einen oder anderen Form in ihrem Leben – sei es innerhalb von Zen, Qigong/Tai Chi, Yoga oder christlichen Exerzitien, sei es im Rahmen einer anderen Meditations-, Kontemplations-, Bewusstseins- oder Achtsamkeitsschulung. Unter den Yoga-, Zen- und Meditationslehrenden finden sich immer häufiger auch Wissenschaftler, die diese und ähnlichen Aktivitäten aus Gründen der Transparenz oder sogar als ergänzender Kompetenznachweis in ihrem ansonsten „wissenschaftlichen“ Curriculum aufführen (siehe z.B. Lengsfeld 2005: 407ff., Autorenverzeichnis).

Die Wachstumsraten des Wellness-, Psycho- und Esoterik-Marktes stehen für das breite Bedürfnis nach einem spirituellen, sinnerfüllten Leben und den Bedarf an Lebensumständen, die ermöglichen, jenes Bedürfnis selbstbestimmt erfüllen zu können. Es obliegt der Aufgabe und Verantwortung der Wissenschaft, dieses Bedürfnis ernst zu nehmen, durch wissenschaftliche Erforschung zu enttabuisieren und zu legitimieren und zusammen mit der Politik und dem Versorgungssystem die selbstbestimmte Befriedigung spiritueller Bedürfnisse zu ermöglichen und zu fördern. Ansonsten bleibt Spiritualität der Domäne des Gesundheitsmarktes und dessen Unwägbarkeiten überlassen.

Die Tatsache, dass sich ExponentInnen praktisch aller Wissenschaften mit Spiritualität auseinandersetzen, stützt die Hypothese, dass Spiritualität für das Menschsein von grundlegender, konstituierender Bedeutung ist. Diese Tatsache stellt für die Wissenschaften auch eine Chance dar. Sie eröffnet die Möglichkeit, die scheinbar unabhängigen und inkompatiblen Perspektiven der einzelnen Disziplinen im Diskurs über die Spiritualität zusammenzuführen und die im Alltag erfahrene Einheit des Lebens (Belschner 2007) wahrhaft ganzheitlich zu erforschen und zu würdigen.

Diesbezüglich stellen aus unserer Sicht die unumstrittene Bedeutung der Palliative Care und der immer mehr aus ihr herauswachsenden **Spiritual Care** eine besonders große Chance dar. Wenn es aufgrund unzweifelhafter, positiver Wirkungsevidenz gelingt, Spiritual Care neben der Palliative Care als notwendige, eigenständige wissenschaftliche Disziplin der Gesundheits- und Sozialwissenschaften zu etablieren, könnte die spirituell-religiöse Dimension der Gesundheit und des Menschen in den Wissenschaften breite Akzeptanz finden. Auf der Grundlage eines ganzheitlich-systemischen Menschen- und Weltbildes könnte Spiritual Care der Schlüssel für ein wahrhaft holistisches, inter- und transdisziplinäres Präventions- und Behandlungskonzept werden, das den Menschen in seiner Ganzheit wahrnimmt. Als Querschnittsdisziplin hat Spiritual Care das Potenzial, nicht nur die Medizin, Gesundheitswissenschaften und Theologie, sondern ebenso die Human-, Sozial- und Naturwissenschaften zu integrieren und zu vernetzen, insbesondere die (Religions-) Psychologie, (Religions-)Gerontologie und die Neurowissenschaften.

Die Analyse der Ausgangssituation ergibt einen doppelten wissenschaftlichen Handlungsbedarf:

a) Zunächst muss bezüglich der **Definition von Spiritualität** unter den Wissenschaften ein breiter Konsens erzielt werden. Aufgrund ihrer hohen gesellschaftlichen und inter- und transdisziplinären Relevanz könnte dies am ehesten über eine umfassende, alle Lebensbereiche und Lebensphasen einschließende Definition von Spiritual Care gelingen.

b) Darauf aufbauend muss nicht nur eine interdisziplinär, sondern transdisziplinär-transkulturell-integrativ ausgerichtete **Wissenschaft der Spiritualität** begründet werden. Aufgrund ihrer konsequenten Anwendungsorientierung könnte eine neu geschaffene Wissenschaftsdisziplin Spiritual Care auch in dieser eine wichtige Funktion einnehmen.

Palliative Care und Spiritual Care haben ihre Konsensfähigkeit und integrative, ganz verschiedene Wissenschaftsdisziplinen verbindende Funktion und Fähigkeit bereits unter Beweis gestellt. Eine *Task Force on Spiritual Care* der *European Association for Palliative Care* hat die US-amerikanische Konsensus-Definition für den europäischen Kontext angepasst und eine Arbeitsdefinition vorgelegt:

> „Spirituality is the dynamic dimension of human life that relates to the way persons (individual and community) experience, express and/or seek meaning, purpose and transcendence, and the way they connect to the moment, to self, to others, to nature, to the significant and/or the sacred“ (Nolan et al. 2011, in: Roser 2012: 232f.).

Mit dem im Handlungsbedarf verwendeten Begriff „transkulturell“ wird auf die bedeutende Rolle der kulturellen Unterschiede hingewiesen. Anders als in westlich geprägten Wissenschaftsbetrieben sind Spiritualität und Religiosität in vielen asiatischen und südlichen Ländern traditionell anerkannte Dimensionen des Menschseins und die mit ihnen verbundenen Vorstellungen, Einstellungen und Erfahrungen von Bewusstsein und Gesundheit bzw. Krankheit und Heilung im wissenschaftlichen Diskurs noch immer natürlich integriert. Bezüglich der Dimension des Bewusstseins charakterisiert der indische Psychoanalytiker Sudhir Kakar (1982) die unterschiedliche Differenzierung im Westen und in Indien meisterhaft:

> „Menschliche Freiheit scheint (…) im traditionellen indischen Kontext eine Zunahme der Möglichkeit zu bedeuten, unterschiedliche innere Zustände zu erfahren, während sie gleichzeitig das Handeln in der äusseren Welt auf Stereotype und fraglose Anpassung beschränkt. In Indien betont man das Streben nach innerer Differenzierung, während die Aussenwelt konstant gehalten wird.
> Im Gegensatz hierzu hängt die Vorstellung von Freiheit im Westen mit einer Zunahme des Handlungspotentials in der Aussenwelt und einer Erweiterung der Auswahlmöglichkeiten zusammen, während der innere Zustand des Menschen konstant gehalten wird, nämlich im Zustand eines rationalen Wachbewusstseins, von dem andere Weisen der inneren Erfahrung als Abweichungen ausgeschlossen sind“.

3. Fragestellungen

Wie im vorangehenden Kapitel aufgezeigt wurde, stehen für die breite Erforschung und Akzeptanz von Spiritualität in Wissenschaft und Gesellschaft zwei Erfordernisse im Vordergrund: Erstens die Etablierung einer integrativ orientierten Wissenschaft der Spiritualität und zweitens definitorische Klarheit und Einigkeit. Zur Erfüllung des zweiten Erfordernisses soll hier insbesondere in Bezug auf Gesundheit und Krankheit ein Beitrag geleistet werden.

Die sich aufdrängenden Begriffsklärungen lassen sich in drei Fragekomplexe mit Unterfragen gliedern:

A **Was ist *Spiritualität* bzw. was ist *Spiritualität* nicht?**

Was ist Spiritualität in Abgrenzung zu Religiosität und Religion?

B **Was ist *spirituelle Gesundheit* bzw. was ist *spirituelle Gesundheit* nicht?**

Was ist Spiritualität in Bezug auf Gesundheit?

Was ist Spiritualität in Bezug auf Krankheit?

Was ist spirituelle Gesundheit in Abgrenzung zur physischen, sozialen und psychischen Dimension der Gesundheit?

Diese Frage führt zu folgender Haupt-Fragestellung:

C **Warum ist *Spiritualität* – neben der physischen, sozialen und psychischen – eine eigenständige, vierte Dimension der Gesundheit?**

Die Beantwortung dieser Frage führt über die Beantwortung von zwei Neben-Fragen:

C1 Gibt es für das Menschsein wichtige Aspekte einer integral verstandenen Gesundheit, die durch die physische, soziale und psychische Gesundheit nicht abgedeckt werden?

C2 Gibt es genügend wissenschaftliche Evidenz für die Existenz und die positive Wirkung von Spiritualität bzw. von spirituellen Einflussfaktoren auf Gesundheit (und Krankheit), die die Definition einer eigenständigen, von der psychischen und sozialen Dimension klar unterscheidbaren spirituellen Dimension der Gesundheit rechtfertigen und ermöglichen?

In Übereinstimmung mit unserer Hauptfragestellung werden die Fragekomplexe B und C eingehender bearbeitet.

4. Konzeptionelle und modellartige Anknüpfungspunkte

Programmatische Anknüpfungspunkte der Weltgesundheitsorganisation WHO sind in Kapitel 2.4.13 aufgeführt worden. Aus den verschiedenen Konzepten und Modellen werden hier zwei ausgewählt, die thematisch besonders relevant erscheinen. Dabei gilt grundsätzlich, dass sich komplexe Dimensionen des Menschseins wie die Spiritualität und die spirituelle Gesundheit nur durch ebenso komplexe Konstrukte erfassen lassen. Das Kapitel wird mit einer Auflistung weiterer konzeptioneller und modellartiger Anknüpfungspunkte abgeschlossen.

4.1 Das Kohärenzgefühl im Modell der Salutogenese

Das Kohärenzgefühl („*sense of coherence*“: SOC) ist ein zentrales, psychologisches Element des salutogenetischen Modells des Sozialmediziners Aaron Antonovsky. Sein Ausgangspunkt ist die Annahme, dass der Gesundheits- bzw. Krankheitszustand eines Menschen wesentlich durch die individuelle Grundhaltung gegenüber der Welt und dem eigenen Leben bestimmt wird. Der SOC drückt sich in der Grundhaltung aus, die Welt zusammenhängend und sinnvoll zu erleben (Kickbusch 2006: 148). Antonovsky beschreibt ihn als eine globale Orientierung,

> „die das Mass ausdrückt, in dem man ein durchdringendes, andauerndes und dynamisches Gefühl des Vertrauens hat, dass die eigene interne und externe Umwelt vorhersagbar ist und dass es eine hohe Wahrscheinlichkeit gibt, dass sich die Dinge so entwickeln, wie vernünftigerweise erwartet werden kann“ (Antonovsky 1997, zit. in: Steinmann 2005: 25).

Der SOC setzt sich aus den drei Elementen Verstehbarkeit (*comprehensibility*), Handhabbarkeit bzw. Bewältigbarkeit (*manageability*) sowie Sinnhaftigkeit bzw. Bedeutsamkeit (*meaningfulness*) zusammen. Kohärenz ist eine Eigenschaft, die „ermöglicht Strategien anzuwenden, die man braucht, um den Ansprüchen des Lebens gerecht zu werden" (Kickbusch 2006: 148). Nach Antonovsky kann ein starker SOC nur aufrechterhalten werden, wenn folgende vier Lebensbereiche einbezogen sind:

1) die eigenen Gefühle,
2) primäre interpersonelle Beziehungen,
3) die wichtigste eigene Tätigkeit, sowie
4) existentielle Fragen (Heitlinger 2005: 33).

Der SOC ist grundsätzlich ein psychologisches Konstrukt[9], berührt aber mit dem Lebensbereich „existentielle Fragen" die spirituelle Dimension des Menschseins. Zudem betreffen die Komponente der Verstehbarkeit und Sinnhaftigkeit zentrale Aspekte der Spiritualität. Das Gefühl der Sinnhaftigkeit „beschreibt das Ausmass, in dem man das Leben als emotional sinnvoll empfindet und Probleme und Anforderungen für wert befunden werden, dass man Energie in sie investiert" (Bengel et al. 1998: 86).

Das dem Kohärenzgefühl zugrunde liegende Vertrauen, das Leben auch unter schwierigen Bedingungen zu meistern, kann mit Giddens Begriff der „ontologischen Sicherheit" in Verbindung gebracht werden (Giddens 1991). Gemäss Giddens sind Vertrauen und das damit zusammenhängende Zutrauen entscheidende Phänomene in der Persönlichkeitsentwicklung und verantwortlich für die Entwicklung on-

---

[9] Der SOC ist jedoch im weiteren konzeptionellen Zusammenhang mit den generalisierten (psychosozialen, genetischen und organisch-konstitutionellen) Widerstandsressourcen und den soziokulturellen und historischen Kontextbedingungen zu verstehen, die für seine Entwicklung mit entscheidend sind.

tologischer Sicherheit. Das Vertrauen stellt umgekehrt jenen Faktor dar, der den Menschen vor Gefühlen der Sinnlosigkeit und Paralysierung schützt. Aus dieser Perspektive beschreibt der SOC die Fähigkeit, existentielle Angst zu überwinden und ontologische Sicherheit aufzubauen (ebd.). Das Kohärenzgefühl, auch als Kohärenz*sinn* übersetz- und deutbar[10], kann deshalb auch „als Gefühl des Vertrauens in die eigene Sinnstiftung“ bezeichnet werden (Hurrelmann 1988: 135).

4.2 Das Modell der integralen Gesundheit und Gesundheitsförderung

Ausgehend von der Salutogenese und Grundsätzen der transpersonalen Psychologie begründet der Bewusstseinsforscher und Gesundheitswissenschaftler Wilfried Belschner (siehe Kpt. 2.4.10) ein neues, integrales Gesundheitsverständnis, welches das westlich geprägte Konzept der ich-zentrierten Gesundheit überwinden will (Schmidt 2006). Dieses wird bestimmt durch die in westlichen Kulturen bestimmende Leitidee der Kontrolle über Zustände und Prozesse beim Menschen, in der Natur und in den vom Menschen geschaffenen künstlichen Welten. Am Beispiel von AIDS zeigt Belschner auf, dass sowohl das Individuum als auch die Institutionen der öffentlichen Gesundheit zu einer umfassenden wirksamen Kontrolle der Gesundheit – langes Leben, Zukunftsplanung, Herstellbarkeit und Machbarkeit – nicht in der Lage sind.

---

[10] Zu den Übersetzungs-, konzeptionellen und Operationalisierungs-Problemen siehe Abel et al. 2000 und Bengel et al. 1998. Der aktuelle Forschungsstand zur SOC-Skala ist von Monica Eriksson mit folgendem Resultat zusammengestellt worden: „The SOC scale and its core dimensions seems to be a valid, reliable und cross-culturally applicable instrument for measuring health. The SOC seems to have an impact of the individual QoL (Quality of Life, Vf.), the stronger the SOC the better the QoL” (Eriksson 2007 a: 71).

Das **Modell der integralen Gesundheit** (Belschner 2000) geht von folgenden Prämissen aus:

- Der Mensch sucht in seinem Leben grundsätzlich nach Sinn (Belschner 2000: 89, unter Verweis auf Frankl 1978).[11]
- Der Mensch kann in seinem Leben nur dann Sinn finden, wenn er sich in etwas über ihn Hinausweisendes eingebunden weiss (ebd.).

Diese Prämissen werden ergänzt durch folgende Thesen:

- Um der Sinnsuche des Menschen zu entsprechen, ist es notwendig, dass seine spirituellen, das heisst transpersonalen, transzendenten Grundbedürfnisse befriedigt werden (ebd.: 72, 92f., in Anlehnung an: Jäger 1991).
- Der Mensch ist auf Transzendenz hin angelegt (Belschner 1995: 174)[12].

Auf diesem Hintergrund definiert Belschner integrale Gesundheit anhand von fünf dynamisch miteinander verknüpften Komponenten (Belschner und Gottwald 2000: 89f.):

1) Findung: tragende und nährende Teilhabe an einem personalen und transpersonalen Grund
    - Personale Ebene: Erfahrung des bedingungslosen Willkommenseins in dieser Existenz; Urvertrauen bzw. die erste Entwicklungsphase bei E.H. Erikson (1953/54: 12)

---

[11] „Mit dem, was sich als Leben bewusst, gezielt, intendiert gestalten lässt und dem, was sich als Leben ereignet, ergibt, vollzieht, geschieht, anvertraut, geschenkt, auferlegt wird, versuchen die Menschen, einen Sinn zu entdecken“ (Belschner 1995: 169, unter Verweis auf: Frankl 1978; Frankl/Kreuzer 1986).

[12] In Anlehnung an Maslow und unter Hinweis auf eine Untersuchung zur sozialen Unterstützung von Wellman 1979: Obschon die beteiligten Personen über ein hohes Ausmass an erlebter sozialer Einbettung berichteten, fehlte ihnen ein Gefühl der Verwurzelung bzw. war eine Sehnsucht nach Heimat vorhanden (ebd., ohne genaue Literaturangabe).

- Transpersonale Ebene: Erfahrung der Wirklichkeit (tiefste Wesensnatur, göttlicher Urgrund, Gott) in einem entgrenzten, die alltägliche Ich-Struktur überschreitenden Bewusstseinszustand.

2) Berührung: in selbstreflexivem, sozialem und ökologischem Dialog
3) Resonanz: Öffnung und beobachtende und aktive Interpretation
4) Erfindung: sozial-konstruktivistische Perspektive: Vision und Verwirklichung eines Sinn erfüllenden Lebens
5) Auftrag: biografisch gewichtete Weiterführung des Evolutionsauftrags.

Die Komponente des Auftrags erklärt sich aus dem schon früher von Belschner erarbeiteten **Modell der evolutionären Entwicklung** (Belschner 1995). Dieses geht von der These aus, dass uns das menschliche Leben geschenkt ist als Möglichkeit und Aufgabe zur Weiterführung der Evolution. Im Anschluss an Aurobindo (Bracht 2001), Dürckheim und Gebser (Gebser 1986) hat der Mensch die Aufgabe, die Evolution voranzubringen, nicht im materialistisch-technokratischen, sondern im Sinne einer Transformation des ich-zentrierten Alltagsbewusstseins zu einem höheren, transpersonalen, spirituellen Bewusstsein oder Überbewusstsein.

> „In ihm erfährt sich die Person aufgehoben in etwas über sie selbst Hinausweisendes“ (Belschner 2000: 75).

Ziel dieser Entwicklungsaufgabe ist der „Durchbruch zum Wesen“, die Erfahrung der seinshaften Eingebundenheit. Belschner sieht diesen transpersonalen und transkonfessionellen Bewusstseinsbereich in den verschiedenen Kulturen in unterschiedlichen Metaphern beschrieben als die Erfahrung der Wirklichkeit Gottes, des Alleinen, des Dao, Brahmans etc. (ebd.). In seiner eigenen „Psychologie des Bewusstseins“ – und analog zu Bohms These der impliziten Ordnung des Kosmos (Bohm 1985) – fasst Belschner das Wesen „als die bei einem Menschen implizit angelegte organisierende Bewusstseinsordnung“, die „innere Stimme“ oder der „innere Meister“, auf (Belschner 2007: 154f.).

Im Modell der evolutionären Entwicklung wird neben der spirituellen, auch die soziale und ökologische Dimension integriert:

- Spirituelle Dimension: Teilhabe am Göttlichen als Erfahrung des Wesens *versus* kirchlich-institutionellem Glauben
- Du-Dimension: bedingungslos liebende Beziehung *versus* sozialem Austausch im Rahmen einer Warenbeziehung
- Ökologische Dimension: Alles ist von göttlichem Bewusstsein erfüllt und wird in seiner nährenden und Ehrfurcht fordernden Bedeutung in einer gebenden und nehmenden Teilhabe am ökologischen Prozess anerkannt *versus* ich-zentrierter Ressourcennutzung und Ressourcenausbeutung (Belschner 1995: 175).

In der Auseinandersetzung mit der übergreifenden Evolutionsaufgabe wird Gesundheit relativiert. Für Belschner werden Gesundheits- und Krankheitszustände zu Wegmarken, die Hinweise geben auf den aktuellen Stand des Auseinandersetzungsprozesses mit der Evolutionsaufgabe.[13]

In beiden Modellen – ebenso in Antonovskys Modell des Kohärenzgefühls – kommt dem Vertrauen ein zentraler Stellenwert zu. Bei Belschner tritt Vertrauen als (eine) kulturelle Leitidee an die Stelle der Kontrolle; nicht im Sinne einer unkritischen Haltung gegenüber sozialen und politischen Vorgängen, sondern als existentiell tief greifende, transpersonale Erfahrung im Rahmen der spirituell-meditativen Entwicklung, in der „die Person eine andere Art von

---

[13] Zivilisatorische Krankheiten wie Herzinfarkt oder Burnout können als „ein Aufruf und als eine Chance zum Entwurf oder zur Durchsetzung eines menschenwürdigeren Lebenskonzeptes interpretierbar“ werden (ebd.: 172). Schon Illich (1990) hat darauf hingewiesen, dass der Konsum medizinischer Dienstleistungen es dem Menschen erlaubt, „das Mysterium seines Daseins zu vergessen und damit seine Lebensaufgabe zu verfehlen“ (ebd.: 174).

Geborgenheit, eine alternative Weise des Zuhauseseins, eine neue Art des Zugehörigseins ertasten kann“ (ebd.: 173).

Zur Bezeichnung des tragenden Grundes menschlicher Existenz schuf Belschner unter dem Begriff **„transpersonales Vertrauen“** ein neues gesundheitspsychologisches Konstrukt (Belschner 2000: 104ff.). Dieses operationalisierte er anhand einer gleichnamigen Skala mit elf Items und erbrachte den Beweis für deren gute Reliabilität und Validität (ebd.). [14]

Belschner hat sein Modell der integralen Gesundheit auch auf die Gesundheitsförderung angewendet (Belschner 2002: 39-58). Die Integration der **spirituellen Dimension in die Gesundheitsförderung** will er nicht rein additiv als „etwas Besonderes oder gar Absonderliches“ verstanden wissen, sondern als eine wichtige, innovative und folgenreiche Erweiterung. Sie soll als

> „Leitlinie für die Gestaltung des privaten und öffentlichen Lebens wirksam werden. Zielkriterium einer so verstandenen Gesundheitsförderung wird dann, dass eine Person unterstützt wird, eine Lebensführung zu beginnen und aufrechtzuerhalten, die die spirituelle Dimension in den Alltag integriert, und dass das öffentliche Leben hierfür unterstützende Strukturen aufbaut und bereithält“ (ebd.: 56).

Als Beispiel für eine derart wirkende unterstützende Struktur im öffentlichen Raum wird die Einrichtung eines Hauses der Stille in Berlin angeführt. Die einerseits institutionellen (heilender Kontext) anderseits persönlichen Bedingungen und Faktoren (Wendepunkte,

[14] Für die Erfassung transpersonaler Aspekte, wie z.B. unterschiedliche Bewusstseinszustände, entwickelte er eine eigene qualitative Forschungsmethodik (Belschner 2001). Zwecks Integration seines transpersonalen Konzeptes in die herkömmliche Forschung übernimmt Belschner für sein Modell der Integralen Gesundheit Schwarzers sozial-kognitives Prozessmodell gesundheitlichen Handelns (Schwarzer 1992: 75) und ergänzt dieses durch den transpersonalen Raum, in welchen die Räume des lebensweltlichen und personalen Bewusstseins eingebettet sind (Belschner 2000: 105; Yeginer 2000: 134ff.).

Übergänge, kritische Lebensereignisse), die den Prozess für die Entwicklung einer integralen Gesundheit unterstützen, werden genau beschrieben (Belschner 2000: 98-104). Zu den persönlichen Bedingungen gehören Grundqualitäten wie die Erfahrung von Balance, Eins-Sein, Freiraum, Harmonie, Kreativität, (Lebens-)Lust, Musse, Kreativität, Selbstbestimmung, Sicherheit, Sinnfindung, die in unserem Kulturkreis für eine Sinn erfüllende Lebensführung notwendig angesehen werden (Belschner 2002: 175f.).

Die Integration der spirituellen Dimension und des integralen Bewusstseins hat weit reichende Auswirkungen auf die Praxis der Gesundheitsförderung:

> „Eine Handlung erfüllt dann das Zielkriterium Gesundheitsförderung, wenn hierdurch die Getrenntheitserfahrung vermindert wird" (ebd.: 56).

4.3 Weitere Konzepte und Modelle

Nachfolgend werden weitere Konzepte und Modelle inner- und außerhalb von Public Health aufgeführt, die für die weitere Bearbeitung der Thematik von Nutzen sein können. Speziell für Spiritualität im Alter beschreibt Ruhland neun theoretische Entwicklungsmodelle (Ruhland 2008, Kpt. 3; vgl. Bischof 2010).

4.3.1 Innerhalb von Public Health

a) Das **Modell der Lebensqualität** des *Centre of Health Promotion* der Universität von Toronto mit den drei Dimensionen Sein (*Being*) in Bezug auf die körperlichen, psychischen und spirituellen Aspekte des Menschseins, Zugehörigkeit zu sozialem Umfeld und natürlicher Umwelt (*Belonging*), und Werden (*Becoming*) im Sinne der persönlichen Entwicklung in allen Lebensbereichen (Quality of Life Research Unit 2002). Die spirituelle Dimension des Seins wird wie folgt definiert:

„involves having personal values (beliefs of right and wrong, good and bad), personal standards to live by, and spiritual beliefs. Spiritual beliefs may or may not be characterized by formal religious beliefs. Other important aspects of Spiritual Being include feelings of hope and purpose, acting in an altruistic manner, and celebrating special events in a way that adds meaning to your life" (ebd.).

Die drei Dimensionen werden mit einem Fragebogen mit 54 Items gemessen.

b) Das **Konzept des psychischen Wohlbefindens** von Carol Ryff, *Institute on Aging*, University of Wisconsin. Darin wird eudämisches[15] Wohlbefinden anhand von sechs psychologischen Dimensionen beschrieben: Autonomie/Unabhängigkeit, Umweltbeherrschung, positive soziale Beziehungen, Selbstbejahung sowie persönliches Wachstum und Lebenssinn (Ryff/Singer 1998). Als Messinstrument dienen validierte, in viele Sprachen übersetzte Skalen (vgl. van Dierendonck/Krishna Mohan 2006).

c) Das **Modell des salutogenetischen Prozesses** des bereits erwähnten US-amerikanischen Epidemiologen Jeff Levin zwecks Integration von Religion und Spiritualität mit dem existierenden biologischen und psychosozialen Wissen (Levin 2003: 53ff.). Levins multidimensionales und multifaktorielles Modell besteht aus fünf Komponenten, die verschiedene Typen des salutogenetischen Mechanismus beschreiben, durch die der spirituelle Bereich Gesundheit, Krankheit und Heilung beeinflusst: Biologische, psychosoziale, bioenergetisch-basierte, nicht-lokale und übernatürliche Bahnen („*pathways*"). Da Levin nicht zwischen Spiritualität und Religion unterscheidet, wird dieses Modell nicht näher beschrieben.

---

[15] Fremdwörter-Duden 2001: Eudämonismus: „philosophische Lehre, die im Glück des Einzelnen oder der Gemeinschaft die Sinnerfüllung menschlichen Daseins sieht."

4.3.2 Ausserhalb von Public Health

a) Die analytische Psychologie von C.G. Jung (Jacobi 1978).

b) Die humanistische Psychologie, insbesondere Abraham Maslows Bedürfnishierarchie mit dem Begriff der ich-transzendierenden Selbstverwirklichung (Maslow 1985 a).

c) Die von Viktor Frankl begründete Logotherapie und Existenzanalyse (Frankl 1994).

d) Die integrale Philosophie, Psychologie und Spiritualität von Ken Wilber (siehe Kpt. 2.4.10).

e) Das Konstrukt der Spirituellen Intelligenz von Danah Zohar und Ian Marshall (ebd.).

f) Die „Flow"-Theorie von Mihaly Csikszentmihalyi bzw. deren Aspekte des Verlustes des Selbstgefühls und die veränderte Zeitwahrnehmung (Csikszentmihalyi 2000).

g) Weitere Konzepte der „Positiven Psychologie" von Martin E.P. Seligman und KollegInnen (Seligman und Csikszentmihalyi 2000, Seligman 2000, Seligman 2011).

5. Definitionen „Spiritualität“ und „spirituelle Gesundheit“

In diesem Hauptkapitel wird versucht, die beiden Begriffe „Spiritualität“ und „spirituelle Gesundheit“ an Hand von Thesen zu definieren. Die Definitionsversuche werden erläutert (Spiritualität) bzw. an Hand von verfügbaren Evidenzen für die Wirksamkeit von Interventionen belegt (spirituelle Gesundheit). Dazu gehört einerseits der Einschluss (Krankheit) anderseits die Abgrenzung zu verwandten, angrenzenden oder überlappenden Begriffen wie „Religion“, „Religiosität“ und „psychische Gesundheit“. Vor den Definitionsversuchen wird eine breite Auswahl von Definitionen aufgeführt und die Geschichte des Begriffs „Spiritualität“ skizziert.

5.1 Ausgewählte Definitionen

Die systematische Klassifizierung und Diskussion der unzähligen Definitionsversuche von Spiritualität (und Gesundheit) müssen einer eigenen Studie vorbehalten bleiben. Wir beschränken uns an dieser Stelle auf eine Auswahl aktueller, vorwiegend persönlicher Definitionen von beruflich betroffenen VertreterInnen verschiedener Wissenschaftsdisziplinen und (Nicht-)Konfessionen hauptsächlich in Deutschland, Österreich und der Schweiz. Mit der subjektiven, nicht repräsentativen Auswahl möchten wir jedoch die inhaltliche Bandbreite, Feld und Raum der spirituellen Dimension des Menschseins erkennen lassen. Nach allgemeineren, grundlegenderen Definitionen werden thematisch verwandte bzw. überlappende Definitionen zu spezifischeren Aspekten dargestellt. Die einzelnen Begriffsbestimmungen werden zwecks Referenzierung durchnummeriert. Als Hauptquelle dient der Anhang des Sammelbandes „Spiritualität und

Medizin“ mit biographischen Daten und persönlichen Definitionen der über dreissig wissenschaftlichen AutorInnen (Frick/Roser 2011).

Für viele Menschen beginnt Spiritualität mit **existentiellen Sinn-Fragen,** kann auch mit **Zweifeln** verbunden sein und vollzieht sich **abseits der Öffentlichkeit**. Dies kommt in der Definition des Hämato-Onkologen Hermann Dietzfelbinger beispielhaft zum Ausdruck:

> 1: „Für mich bedeutet Spiritualität, sich auf elementare Fragen, insbesondere nach dem Sinn des Lebens, zu besinnen. (…) Es tauchen auch Fragen nach einer übergeordneten Macht auf, welche für die Ordnung der Welt verantwortlich ist. In dieser Spiritualität sind auch alle Zweifel erlaubt. Es geht dabei auch um Intimität, die keine Publicity verträgt, sondern im Verborgenen geschieht. Spiritualität und Religiosität sind nicht unbedingt an Kirche, Bekenntnis oder Institution gebunden“ (eda.).

Als erste inhaltliche Definitionen zitieren wir zwei Begriffsbestimmungen, welche grundsätzliche, universale Aspekte zusammenfassen. Die erste, jene einer Gruppe von praktischen Schweizer-TheologInnen, bedient sich einer persönlichen, allgemeinverständlichen Sprache (Eglin et al. 2006: 14):

> 2: „Spiritualität ist eine innere, religions- und konfessionsübergreifende Erfahrung, „die direkte, unmittelbare, persönliche Erfahrung dessen, was die Grenzen des menschlichen Verstandes und Bewusstseins überschreitet. (…) Spiritualität wird als eine Dimension menschlicher Erfahrung verstanden, des Vermögens, in allem Vordergründigen die letzte, tragende Wirklichkeit zu erahnen.“

Als zweite Definition führen wir die in wissenschaftlich anschlussfähiger Sprache gefasste Definition der Religions- und Persönlichkeits-Psychologin Tatjana Schnell an (Schnell 2009: 52):

> 3: "Spiritualität wird (…) mehrheitlich verstanden als ein subjektiv gestalteter, aktiver Bezug zu einer übergeordneten Wirklichkeit. Dieser impliziert eine Bereitschaft zur Selbsttranszendenz, die durch Transzendierungserfahrungen initiiert, begleitet oder unter-

> stützt wird. Inhaltlich ist Spiritualität durch Idiosynkrasie und Pluralismus gekennzeichnet."

In vielen Definitionen werden zwei zentrale Aspekte von Spiritualität (und Religiosität) hervorgehoben und miteinander verknüpft: einerseits der Aspekt der **Sinngebung und Lebenserfüllung** und anderseits jener einer universellen **Verbundenheit** - mit dem eigenen Selbst, den Mitmenschen, Natur und Kosmos sowie mit einer persönlich oder unpersönlich vorgestellten oder erfahrenen transzendenten Wirklichkeit, Macht oder Kraft. Stellvertretend für die gesundheitswissenschaftliche, US-amerikanische Sicht werden zwei Begriffsbestimmungen zitiert. Hawks et al. (1995: 373) definieren Spiritualität wie folgt:

> 4: „A high level of faith, hope, and commitment in relation to a well defined worldview or belief system that provides a sense of meaning and purpose to existence in general, and that offers an ethical path to personal fulfillment which includes connectedness with self, others, and a higher power or larger reality."

Die Definition von Cotton et al. (2006: 472) lautet:

> 5: „...the internal, personal, and emotional expression of the sacred and is measured by spiritual well-being, peace and comfort derived from faith, spiritual connectedness, and/or spiritual or religous coping."

Anemone Eglin, evangelische Pfarrerin, Fachfrau für Spiritualität und Leiterin des Instituts Neumünster in Zollikerberg bei Zürich, betont den existentiellen Beziehungsaspekt und die damit zusammenhängende handlungsleitende und sinnstiftende Dimension von Spiritualität (Eglin 2012: 206):

> 6: „Spiritualität bezeichnet die ganz persönliche Beziehung eines Menschen zum tragenden Grund seines Lebens, der sein lebenspraktisches Handeln prägt und seinem Alltag Sinn verleiht".

Der zentrale Aspekt der Verbundenheit erscheint beim Praktischen Theologen und Seelsorger Traugott Roser unter dem Vorzeichen einer allumfassenden, durch einen persönlichen Gottesbezug geprägten, **sinnstiftenden Teilhabe**:

> 7: "Spiritualität ist das, was mir Teilhabe und Teilnahme an einem als sinnvoll erfahrenen Leben ermöglicht: an meinem eigenen Leben (biografisch), am Leben mit anderen (sozial), der äusseren Welt (ökologisch) und mit Gott (religiös)" (in: Frick/Roser 2011).

Innere und äussere Teilhabe an und Verbundensein mit allem Leben führen zu Ganzheit. Zahlreiche Definitionen von Spiritualität – und Gesundheit – stellen den Aspekt des „**Ganz-Seins**" heraus wie z.B. jene des US-amerikanischen Verhaltensmediziners Kabat-Zinn (zit. in: Pieringer 2005):

> 8: „Gesundheit bedeutet, ganz zu sein. Ganz-Sein bedeutet Integration, bedeutet Vernetzung aller Teile unseres Systems."

Die ebenso kurze Definition des Palliativmediziners Gian Domenico Borasio verknüpft den Aspekt der Verbindung mit dem wahren Selbst mit dem persönlichen (spirituellen) **Wachstum** (in: Frick/Roser 2011):

> 9: „Das, was den Menschen mit seinem wahren Selbst verbindet und über sich selbst hinauswachsen lässt."

Von der Vorstellung und Erfahrung persönlichen Wachstums ist der Schritt zur **Verwirklichung des Selbst** nicht weit. Für den Psychosomatiker und Theologen Michael Tischinger ist Spiritualität eine spezifische Seinsweise, welche die Realisierung eines Selbst bzw. die Transzendierung des Ich ermöglicht (eda.):

> 10: „Spiritualität verstehe ich als eine Art, das Dasein zu erfahren, eine Seinsweise, die in Verbundenheit zu einer höheren Kraft, als auch der Natur und der sozialen Mitwelt die Realisierung eines Selbst ermöglicht, das mehr ist als das Ich."

Spiritualität ist also – analog zur Gesundheit – kein Zustand, sondern ein dynamischer Prozess. Spiritualität ist ein **Weg zu Erkenntnis und Einsicht**, auf welchem sich Endliches und Unendliches begegnen. In den Worten des Anatomie-Mediziners Reinhard Putz (eda.):

> 11: „Spiritualität ist für mich Weg zur Einsicht, Teil eines nicht endlichen Universums zu sein und daraus Kraft für eine ganzheitliche Betrachtung meiner endlichen Welt zu gewinnen."

Spirituelle Verbundenheit und spirituelles Wachstum werden in fast allen Definitionen mindestens implizit mit der **Erfahrung einer transzendenten Wirklichkeit** verbunden – im persönlichen Innenraum, in der Introspektion, und darüber hinaus in der gesamten Schöpfung. Hierfür wird beispielhaft die Definition des Psychologen und Theologen Martin Fegg zitiert (eda.):

> 12: „Spiritualität hat etwas mit Transzendenzerfahrung zu tun: Das, was mich als Individuum ausmacht, ist eingebettet in etwas Grösseres. Dies wird für mich besonders in der Natur wie auch in der Meditation erfahrbar."

Für die meisten Fachleute sind Spiritualität, spirituelle Entwicklung und spirituelle Erfahrung nicht einfach gegeben, sondern erfordern eine spezifische Haltung und ein spezifisches Tun (Hell 2010). Zur **spirituellen Haltung** gehören der Transzendenzbezug und Qualitäten wie Ganzheitlichkeit, Rezeptivität und Offenheit. So versteht die Geragogin Renate Ruhland (2008: 17) Spiritualität:

> 13: „als existentielle Grundhaltung, in der alle Aspekte des Mensch-seins ganzheitlich integriert sind und die auf einem erfahrungsmässig begründeten Bezug zu einer transzendentalen Wirklichkeit beruht."

Der Psychiater und Psychotherapeut Samuel Pfeifer (2014: 6) versteht unter Spiritualität ausser einem Transzendenzbezug

14: „alle Grundhaltungen und Erfahrungen eines Menschen, die ihm Lebenssinn geben und ihm helfen, sein Leben – auch bei Schicksalsschlägen und in Krisen – zu bewältigen.“

Durch Meditation unterstützte **Rezeptivität** für eine selbsttranszendierende Kraft ist für die Psychologin und Theologin Monika Kögler zentral (in: Frick/Roser 2011):

15: „Spiritualität ist für mich Durchlässig-Sein für eine Kraft, die über mich hinausgeht. Als Weg dorthin ist mir Meditation (Achtsamkeitspraxis, christliche Kontemplation nach Jalics) wichtig.“

Zum **spirituellen Tun** gehören u.a. wertfreie Achtsamkeit, bewusste Wahrnehmung und Bewusstsein, Fokussierung, Meditation und Gebet. Die Hospiz-Leiterin Christine Klingl betont die Relevanz eines **spirituellen Bewusstseins** für den Lebensalltag (eda.):

16: „Bewusstsein unserer göttlichen Abstammung und der geistigen Aspekte in mir und anderen Menschen. Bewusstsein der Kraft Gottes im Alltag meines Lebens.“

Das bereits erwähnte Institut Neumünster, welches u.a. Lehrgänge und Kurse zur spirituellen Persönlichkeitsentwicklung anbietet, definiert Spiritualität als sinnstiftendes universales Bewusstsein (institut-neumuenster.ch):

17: „Unter Spiritualität verstehen wir das Bewusstsein, Teil eines grossen Ganzen zu sein, das dem alltäglichen Leben Sinn und Tiefe verleiht.“

In seiner Definition sieht der evangelische und katholische Theologe, Psychologe und Heim- und Krankenhausseelsorger Gabriel Looser weitreichende Konsequenzen eines spirituellen Bewusstseins für die zwischenmenschliche Kommunikation (www.curaviva.ch):

18: „Ich lebe im Bewusstsein, dass ich in der Transzendenz geborgen bin, dass ich ein Teil des Göttlichen bin und damit unsterblich und unzerstörbar.

Wenn ich einem Menschen begegne, tue ich das im Bewusstsein, dass in ihm Christus lebt, dass er ein Buddha ist, dass sein wahrer Kern göttlich ist und damit unsterblich.
Da ich in meinem tiefsten Inneren diesen göttlichen Kern auch trage, entsteht ein Gefühl tiefer Verbundenheit.
Daraus ergibt sich im praktischen Umgang mit meinen Mitmenschen von allein eine Haltung des Ja im Herzen.
Dies ist das Ideal. Ich bin auf dem Weg dazu
– das ist Spiritualität."

Die Erfahrung einer das Individuum transzendierenden Macht oder Kraft ist in einigen, nicht nur monastisch geprägten Definitionen mit **Anstrengung und Verzicht** verbunden. Für Daniel Schönbächler, Abt und Leiter der Benediktinerabtei Disentis, ist Spiritualität kein Lustwandel, sondern harte, erbarmungslose Arbeit an sich selbst (Puntas Bernet 2006):

> 19: „Spiritualität ist mehr als Wellness. Es ist die harte Arbeit der mitleidlosen Selbstbeobachtung."

Dieser „Arbeits"-Aspekt wird in der negativ formulierten Definition des Psychiaters Daniel Hell (2010: 80) noch vertieft. Eingangs macht Hell auf die im Westen latente Gefahr aufmerksam, die anthropologische Dimension der Spiritualität, den „Geist", mit kognitiven Aspekten der Psyche zu verwechseln:

> 20: „Wahrscheinlich deckt der moderne Begriff der Spiritualität vieles ab, was in alter Sprache mit Herz, Seele und Geist gemeint war. Denn Spiritualität, von lateinisch „spiritus" (=Geist) meint nicht den Intellekt, auch nicht die kognitiven Fähigkeiten, sondern eine ungeteilte, nicht wertende Aufmerksamkeit auch für das innere Geschehen.
> Leichter, als Spiritualität zu definieren, ist es, festzuhalten, was Spiritualität nicht ist. Spiritualität ist …
>
> - kein Egotrip (inflationäre Überhöhung des Selbst)
> - kein esoterisches Glücksversprechen
> - kein Beitrag zur Wellness (sondern zur Wholeness)

- keine institutionell verordnete Emotionsarbeit
- keine konfessionell gebundene Mission.

Spiritualität zeigt sich mehr in Haltung und Tun als im wortgewaltigen Reden."

Spiritualität wird immer wieder als (schwieriger) Weg der Suche beschrieben, der beharrliche Anstrengung und Bemühung voraussetzt und gleichzeitig als **Geschenk** Gottes erlebt wird. In den Worten der Kinderpalliativmedizinerin Monika Führer (in: Frick/Roser 2011):

> 21: „Spiritualität ist für mich der Weg, auf dem ich mich in meinem Suchen und Irren von Gott angenommen fühle. Spiritualität bedeutet für mich Ringen und Geschenk zugleich."

Eckhard Frick, u.a. Psychiater und Mitglied des Jesuitenordens, bedeutet Spiritualität Lebendigkeit, das menschliche **Leben** selbst:

> 22: „Lebendigkeit. Für mich ist der lebendige Mensch ein atmendes und auf Gott bezogenes Wesen: ‚Da formte Gott der Herr den Mensch (*adam*) aus Erde vom Ackerboden (*adamah*) und blies in seine Nase den Lebensatem. So wurde der Mensch zu einem lebendigen Wesen (*näfäsh*)' (Genesis 2,7). Mein Zugang zur Spiritualität ist durch Ignatius von Loyola geprägt. (…) Im Augenblick des Übens kommt es (…) allein auf die Gegenwart an, die ich nicht verlängern, wohl aber vertiefen kann" (eda.).

Das Seelsorge-Team des universitären Inselspitals Bern greift in seiner Definition ebenfalls den Lebens-Aspekt auf und legt ihn seiner seelsorgerlichen Tätigkeit handlungsleitend zugrunde:

> 23: „Unter Spiritualität verstehen wir die lebendige Beziehung eines Menschen zu dem, was sein Leben trägt, inspiriert und nährt. Wir halten Ausschau nach dem Lebendigen und Fliessenden in allen Begegnungen; nach der Kraft, die in der jüdisch-christlichen Tradition mit Atem, Hauch, Seele umschrieben wird (ruach, pneuma). Spiritualität ist vergleichbar mit der lebendigen Bewegung von Ein- und Ausatmen.

> In Zeiten von Belastung, Krise und Krankheit gerät oftmals nicht nur der körperliche Atem und damit unser Lebensfluss ins Stocken, sondern auch der spirituelle. Wir wollen Menschen darin unterstützen, den Atem der eigenen Spiritualität wieder ins Fliessen zu bringen, damit sie unter veränderten Bedingungen möglichst gut leben können" (www.insel.ch).

Zusätzlich zum Lebens-Aspekt verbindet die Krankenhauspfarrerin und Psychotherapeutin Claudia Sommerauer Spiritualität mit **Liebe**, einem im wissenschaftlichen Definitions-Diskurs seltenen Aspekt (in: Frick/Roser 2011):

> 24: „Verbunden sein mit dem der Quelle des Lebens und der Liebe ist, einer Liebe, die so tief und innig verbunden sein will mit ihren Menschen, dass sie selbst Mensch wurde und wird – in aller Freude und Lust und in allem Schmerz und Leid, bis in den Tod; einer Liebe, die der Tod nicht auslöschen kann, die lebt und aufersteht, jeden Tag aufs Neue bis in die Ewigkeit."

Zur Ergänzung der interkulturellen Perspektive fügen wir noch je eine Definition aus **islamischer und jüdischer Sicht** an, welche beide zentrale Aspekte der bisher angeführten Begriffsbestimmungen enthalten. Für den islamischen Theologen, Mufti und Imam Metin Avci

> 25: „bedeutet Spiritualität die geistige Verbindung des Menschen zwischen dieser realen Welt und dem Jenseits, dem allgegenwärtigen Schöpfer Allah. Zugleich ist Spiritualität die Suche des eigenen Ichs nach dem Sinn des Lebens. Ein Mensch ohne Spiritualität ist nicht vorstellbar (…). Der Mensch ist vollkommen geschaffen, diese Vollkommenheit kommt jedoch erst mit der Spiritualität zur Geltung. ‚Alsdann formte Er ihn und blies in ihn von seinem Geiste und gab euch Gehör, Gesicht und Herzen' (Heiliger Koran: Die Niederwerfung (Secde) 32/9)" (eda.).

Die Definition des Rabbiners Tom Kučera weist auf die verbindende, allen Religionen gemeinsame **spirituelle Essenz** und deren (Vf.) bewussten Wahrnehmung hin (eda.):

> 26: „Die Spiritualität ist ein Kern jeder Religion, der in einer spezifischen Sprache einen universellen Inhalt zum Ausdruck bringt. Die bewusste Wahrnehmung ist eines der wichtigsten Synonyme für Spiritualität.“

Abschliessend führen wir nochmals zwei umfassende Begriffsbestimmungen an, welche das weite Feld spiritueller **Bedeutungsvielfalt** umspannen. Die erste Definition beruht auf einem interdisziplinären Ansatz und stammt von Zohar und Marshall:

> 27: „Dieses spirituelle ‚etwas mehr' kann ein grösserer gesellschaftlicher Zusammenhang oder ein soziales Sinngefüge sein. Es kann eine Wachheit für oder ein Einstimmen auf die mythologischen, archetypischen und religiösen Dimensionen unserer Situation sein. Es kann ein Gefühl für grundsätzlichere Ebenen von Wahrheit oder Schönheit sein. Und/oder es kann eine Einstimmung auf ein kosmisches Ganzheitsgefühl sein, ein Gefühl dafür, dass unsere Handlungen Teil eines umfassenderen universalen Vorgangs sind“ (Zohar und Marshall 2000: zit. in: Heitlinger 2005: 20).

Zum Schluss führen wir die Definition des Theologen Michael Wright von der Universität Lancaster an. Wright verortet Spiritualität im Begriffsfeld *„spiritual domain*“ (Roser 2007: 251f.):

> 28: „This model recognizes the significant place occupied by religion, and by the dimensons of ‚self', ‚others' and the ‚cosmos'. It acknowledges the major questions of life and death, and the spiritual activities of becoming, connecting, fining meaning and transcending.“

Spiritualität vollzieht sich hier in vier Aktivitäten: als persönlichkeitszentrierte Entwicklung und Wachstum (*becoming*), als Leben-in-Relationen zu Gemeinschaft, Kultur und Beziehungen (*connecting*), als Sinnfindung in vulnerablen Situationen (*finding meaning*) und schliesslich als Transzendenzbezug (*transcending*) (eda.).

Die ausgewählten Definitionen überblickend stellen wir einerseits eine grosse inhaltliche und sprachliche Vielfalt von spirituellen Vorstellungen, Haltungen und Erfahrungen fest, anderseits aber auch Überlappungen und Übereinstimmungen. Immer wieder tauchen verwandte oder semantisch identische Begriffe und Aspekte auf. Der Begriff Spiritualität schwankt auch in dieser Auswahl zwischen konfessionellen, transkonfessionellen, religiösen, anthropologischen und existentiell-psychologischen Perspektiven (Heller/Heller 2014: 47).

Zu diesem Bild passt ein Gleichnis des oben zitierten Theologen Michael Wright. Darin vergleicht Wright ein postmodernes Verständnis von Spiritualität mit einem Diamanten, dessen vielfältige Facetten je nach Betrachtungswinkel sich zeigen oder aber verborgen bleiben (Roser 2007: 251).

5.2 Spiritualität

5.2.1 Begriffsgeschichte

„Spiritualität" leitet sich von lateinisch „*spiritualitas*" und „*spiritualis*", „geistig, geistlich", ab. Dieses Adjektiv wurde 200 n.Chr. zur Wiedergabe des biblisch-griechischen „*pneumatikos*", „geistbegabt, vom Geist beseelt, geistlich", und zur Umschreibung des Unfassbaren gebildet, das dem Menschen beim Taufgeschehen widerfuhr. „Pneumatisch" sind nach dem Apostel Paulus Christen, in welchen das heilige Pneuma, das heisst die göttliche Macht und Kraft des erhöhten Christus, als endzeitliche Gabe oder göttliche Lebenskraft einwohnt und die sich von dieser pneumatischen Wirkkraft bestimmen lassen (Röm 8: Peng 2010: 10).

Bucher leitet Spiritualität von lat. „*spiritus*", „Luft", „Wind" und „Hauch", aber auch „Atem" und „Atmen" sowie „Seele", „Geist", „Begeisterung" und „Sinn" ab. Die Lateiner, und ebenso die Israeliten, sahen Seele und Geist ganzheitlich in engem Zusammenhang mit dem elementaren, körperlichen Atmen. Der enge Zusammenhang zwischen Atmen, Lebenskraft und Geist wird in vielen Meditationstraditionen, im indischen Yoga (*prāṇāyāma*) und Zen-Buddhismus gelehrt und vertieft (Bucher 2014: 29; vgl. die Definitionen 20, 22 und 23 in Kpt. 5.1).

Im Verlauf einer wechselhaften Geschichte mit positiven und negativen Färbungen bezeichnete der Begriff im Spätmittelalter bestimmte Ausprägungen des geistlichen Lebens wie die ignatianische oder franziskanische Spiritualität (Renz 2006).

In der Neuzeit kam der Begriff schliesslich über zwei parallele, miteinander verflochtene Traditionslinien am Ende der 50er Jahre auch in den deutschen Sprachgebrauch (Eglin et al. 2006: 13f.):
In der einen, romanischen Traditionslinie wurde das französische „*spiritualité*" mit dem Bedeutungshorizont der katholischen Welt und mit später wieder verdrängten Motiven von „Frömmigkeit" und „Leben aus dem Geist Gottes" verbunden.

In der anderen, angelsächsischen Traditionslinie wurde unter dem englischen „*spirituality*" Religiosität verstanden, „die auf direkter, unmittelbarer, persönlicher Erfahrung von Transzendenz beruht (…). *Spirituality* steht seither für die Verinnerlichung von Religion; sie ist universal, transzendiert die Grenzen von Religionen, Kulturen und Nationen. *Spirituality* kann im weitesten Sinn gefasst sein als Bezogenheit auf das umgreifende eine Sein, das den Menschen als unfassbares Geistiges, Transmaterielles, Metaphysisches erscheint" (Benke 2004: 32, zit. In: Roser 2007: 260).

Unschärfe und Bedeutungsvielfalt des Spiritualitätsbegriffs, aber auch die Tendenz zur Abgrenzung von kirchlich gebundenen Religionsformen, gehen ursächlich auf die Unterschiede dieser beiden Traditionslinien zurück – zwischen christlich-katholischem und transreligiös-universalistischem Spiritualitätsverständnis. Die erste Begriffsdeutung ist in die deutschsprachige (theologische) Seelsorgelehre und -praxis, die Glaubens- und Frömmigkeitspraxis der Pfarrperson, eingeflossen. Die zweite ist im *New Age*, in der sog.

„alternativen“ und „populären Spiritualität“ breitenwirksam geworden (s. Kpt. 2.4.7).

Wie die Mehrheit im vorangehenden Kapitel aufgeführten Definitionen zeigt, dominiert das transreligiös-transkulturelle Verständnis sowohl die persönliche als auch die wissenschaftliche Spiritualitätsdiskussion, letztere insbesondere im Kontext von Palliative Care und Spiritual Care (siehe die betreffende Konsens-Definition in Kpt. 2.6).

Aufgrund der Vielfalt spiritueller Erscheinungsformen kann alternativ zum Begriff „spirituelle Traditionen bzw. Schulen“ der Begriff „Spiritualität*en*“ verwendet werden. – Für eine detaillierte Etymologie und Geschichte des Begriffs siehe Peng-Keller 2010 und 2014, Hilpert 2011 (theologische Sicht); Jacobowitz 2014 und Utsch/Klein 2011 (psychologisch-psychotherapeutische Sicht); Grom 2011 (religionspsychologische Sicht); Heller/Heller 2014 (religionswissenschaftliche Sicht).

5.2.2 Definitionsversuch I

In der nachfolgenden ersten Definition wird versucht, die zu Beginn des Kapitels aufgeführten Begriffsbestimmungen und die im Quellenverzeichnis aufgeführte einschlägige Literatur in verdichteter Form zu verarbeiten. Dabei soll Spiritualität wertemässig möglichst offen definiert werden, damit sie den unterschiedlichen individuellen Wertesystemen, Wissens- und Erfahrungshintergründen und soziokulturellen Kontexten zugänglich bzw. mit diesen vereinbar bleibt.

Definitionsthesen:

1) **Spiritualität ist ein positiver Grundwert des Menschseins**. Als Basisqualität und tragender Grund ermöglicht sie überhaupt Leben, Lebendigkeit und Erfüllung des Lebenszweckes des Menschen.

2) **Spiritualität ist eine eigene, existentielle Dimension des Menschseins** mit konstitutivem Charakter. Damit verbunden ist eine existentielle Grundhaltung, in der alle Aspekte des Menschseins ganzheitlich integriert sind.

3) **Spiritualität ist existentielle Sinnsuche, Sinnfindung bzw. Sinngebung und Sinnerfüllung**. Spiritualität setzt ein mit der Suche nach Antworten auf die existentiellen Fragen des Menschseins und führt über die Sinnfindung bzw. Sinngebung zur Sinnerfüllung.

4) **Spiritualität ist ein dynamischer Entwicklungs- und Wachstumsprozess**. Sie ist ein individueller, mit Anstrengung, Höhen und Tiefen verbundener Weg der lebendigen, erfahrungsmässigen Auseinandersetzung mit den existentiellen Fragen in allen Lebensphasen, auf allen Ebenen des Menschseins sowie in allen Lebensbereichen innerhalb und/oder ausserhalb einer Religionsgemeinschaft und institutionellen Religion.

5) **Spiritualität ist ethisch begründete Lebensweise, Lebensorientierung und Lebenserfüllung**. Der spirituelle Entwicklungsprozess findet seinen Ausdruck in einer ethisch bewussten Lebensweise, Lebensorientierung und schliesslich Lebenserfüllung. Diese besteht in der existentiellen, nachhaltigen Erfahrung und lebendigen Integration der „Antworten" auf die existentiellen Fragen in allen Lebensphasen, auf allen Ebenen des Menschseins sowie in allen Lebensbereichen.

6) **Spiritualität bedeutet Bewusstseinsentwicklung**. Parallel zum spirituellen Entwicklungsprozess verläuft ein Bewusstseinsentwicklungsprozess, der über das Alltagsbewusstsein hinausführt und in dessen Verlauf ein Grundvertrauen entwickelt wird.

7) **Spiritualität verbindet mit einer das Ich transformierenden und transzendierenden, letzten Wirklichkeit**. Als Kern des spirituellen Entwicklungsprozesses kann die innere Erfahrung eines persönlich oder unpersönlich erlebten Transzendenzbezuges bezeichnet werden, welche Ich-Transzendierung voraussetzt und in und über Leben und Tod hinaus sinn- und identitätsstiftend ist.

8) **Über die innere Erfahrung einer transzendent-immanenten Wirklichkeit verbindet Spiritualität mit dem Selbst, der sozialen Mitwelt, Natur und Kosmos**. Spiritualität ist mit der inneren, transkonfessionellen Erfahrung der existentiellen Einheit des Menschen mit dem Mikro-, Meso- und Makro-Kosmos, einer letztgültigen, persönlichen oder unpersönlichen Wirklichkeit verbunden.

Erläuterungen

Die jeweils am Schluss in Klammern angegebenen, *nummerierten Definitionen* nehmen Bezug auf die in Kapitel 5.1 zitierten Begriffsbestimmungen.

Ad 1) Spiritualität ist ein positiver Grundwert des Menschseins

Spiritualität ist tragender Grund, Grundlage des Lebens und der Lebensqualität des Menschen. Als Basisqualität (Heller/Heller 2014: 47) ist die spirituelle Dimension grundlegend für menschliches Leben, für Lebensentfaltung und Lebenserfüllung. Menschen wollen vorrangig nicht (nur) gesund sein, sondern leben, Lebensfreude und Lebenslust entwickeln und das Potenzial ihrer individuellen Lebensmöglichkeiten verwirklichen (Belschner 1995: 166; *vgl. Definitionen 6, 22 und 23 in Kpt. 5.1*).

Ad 2) Spiritualität ist eine eigene, existentielle Dimension des Menschseins

Spiritualität ist eine eigene Dimension des Menschseins, unabhängig von der körperlichen, sozialen und psychischen Dimension. Gleichzeitig ist Spiritualität eine existentielle Grundhaltung, welche alle Aspekte des Menschseins verbindet. Sie ist für das Menschsein konstitutiv im Sinne von Frankls These, dass erst die spirituelle Dimension den Menschen zum Menschen macht (s. Zitat, S. 5). Alle Menschen haben teil an ihr – unabhängig von Alter, Geschlecht, Herkunft, sozialem Status, Gesundheit bzw. Krankheit oder Behinderung, Glaube oder Religion. (*vgl. Definitionen 2 und 13*).

Ad 3) Spiritualität ist existentielle Sinnsuche, Sinnfindung bzw. Singgebung und Sinnerfüllung.

Ausgangspunkt der Spiritualität sind i.d.R. die „letzten Fragen" des Menschseins, dem Kern der *philosophia perennis,* in deren Zentrum die Sinnsuche steht:

> *Wer bin ich? Woher komme ich? Warum bin ich da? Was ist der Sinn meines Lebens? Was ist der Sinn des Menschseins? Wozu braucht es mich? Wie kann ich Glück finden? Gibt es ein Leben nach dem Tod? Was macht das Wesen des Menschseins aus?* (Simon-Wagenbach 2005: 221)

Aus Public Health-Sicht kommt eine Vielzahl von Fragen hinzu:

> *Wann beginnt und wann endet menschliches Leben? Wie kann ein eigenständiges Leben gelingen und welche transpersonalen Bezüge sind dafür notwendig?* (Göpel 2004: 18f.)

Der Sinn-Aspekt ist eine Kern-Dimension der Spiritualität. Sinnsuche und Sinngebung zeigen sich als gemeinsame Grundqualitäten in den in Kapitel 4 dargestellten Modellen und ebenso in der grossen Mehrheit der gesichteten Definitionssammlungen von Spiritualität (z.B. Miner-Williams 2006: 813; Heitlinger 2005: Anh.; Frick 2002: 43; Eglin et al. 2006: 15; Jacobowitz 2014: 26ff.; *vgl. Definitionen 1, 4, 6, 28*). Religiosität und Spiritualität sind aufgrund qualitativer und quantitativer Analysen als wichtige Quellen der Sinnerfüllung identifiziert worden (Schnell 2011). Vergleiche Frankls „unendlichen Sinn" jenseits von Leben und Tod (Frankl 2002: 133, 124ff.). Ausgelöst wird die Sinnsuche oft durch Wendepunkte, kritische Lebensübergänge und Lebensereignisse (Belschner/Gottwald 2000: 101f.).

Ad 4) Spiritualität ist ein dynamischer Entwicklungs- und Wachstumsprozess

Spiritualität ist kein Zustand, sondern ein ganzheitlicher Entwicklungs- und Wachstumsprozess. Die Lebensumstände und Biografie sind wichtige Einflussfaktoren. Deshalb zeigt sich der spirituelle Entwicklungsprozess als individueller Weg mit Höhen und Tiefen. Er erfordert die Fähigkeit bzw. Befähigung zur Transformation und Transzendierung des Ich (vgl. ad 7). Der Weg zur Ich-Transformation erfordert spirituelle Durchlässigkeit und führt über die Auseinandersetzung mit der persönlichen Schattenseite, das heisst über beharrliche, bewusste Arbeit an sich selbst, und einen achtsamen, disziplinierten Lebensstil (vgl. ad 5). Spirituelle Wege sind deshalb auch mit Verzicht und Widerständen, Risiken, Gefahren und damit verbundenen Zweifeln und spirituellen Krisen verknüpft.

„In allen Lebensphasen" umfasst (frühe) Kindheit, Pubertät, Adoleszenz, Erwachsenenalter/Lebensmitte, drittes und viertes Lebensalter. Auch Kinder haben teil an und leben die spirituelle Dimension (siehe ad 2), doch (noch) nicht im Sinne eines bewussten, gewählten Entwicklungsprozesses, sondern auf intuitiver Ebene.

„Auf allen Ebenen des Menschseins" schliesst die körperliche, soziale, psychische (affektiv und kognitiv) und spirituelle Dimension ein.

„In allen Lebensbereichen" bezieht sich auf den persönlichen Bereich sowie die Bezüge zum sozialen Umfeld wie Familie/Partnerschaft, Nachbarschaft und Gemeinde, sowie zu erwerbs- und nichterwerbstätiger Arbeit, Gesellschaft und Natur. Zum Merkmal „innerhalb oder ausserhalb einer Religionsgemeinschaft und institutionellen Religion" siehe Kapitel 5.2.4 (*vgl. Definitionen 1, 9, 11, 15, 19, 20, 28*).

Ad 5) Spiritualität ist ethisch begründete Lebensweise, Lebensorientierung und Lebenserfüllung.

Spirituelle Erfahrung ereignet sich primär in der Privatsphäre abseits der Öffentlichkeit. Gleichzeitig ist Spiritualität eine Lebens- und Seinsweise, die sich auch im äusseren, alltäglichen Leben, in einem ethisch geprägten Lebensstil niederschlägt. Eine spirituelle Lebensorientierung kann sich in aktiven und äusserlich passiven, innerweltlichen und/oder asketischen Lebensformen ausdrücken, ist aber immer von einer bewussten, Mensch, Tier, Natur und Kosmos umfassenden Ethik geprägt. Diese basiert auf den Menschenrechten und dem existentiellen Autonomie- und Würdeanspruch des Menschen.

Spiritualität steht nicht in Gegensatz zu Lebensfreude und Lebenslust, sondern ist Inbegriff des Lebens, aber auch einer Lebenswirklichkeit, die über das Leben hinausweist (vgl. ad 1). Deshalb bzw. aufgrund seiner transzendenten Qualität ist der spirituelle Entwicklungsprozess nicht eingeschränkt durch Geburt und Tod der körperlichen Lebensform.

Spirituelle Lebenserfüllung besteht in der Erfahrung und Erkenntnis der wahren menschlichen Natur und ihrer Verbundenheit mit der sozialen Mitwelt, Natur, Kosmos und der letztgültigen Wirklichkeit. Diese Erfahrung ist im Wesen nicht affektiver oder kognitiver Art, sondern berührt den innersten, spirituellen Kern des Menschen (*vgl. Definitionen 1, 4, 10 und 11*).

Ad 6) Spiritualität bedeutet Bewusstseinsentwicklung

Im Alltagsbewusstsein nimmt sich der Mensch als von Umfeld und Umwelt getrennt wahr. Das Alltagsbewusstsein ist geprägt durch lineare Zeitvorstellung, dreidimensionalen Raum, Subjekt-Objekt-Trennung, lokale Kausalität sowie konsistente Ich-Organisation (Belschner 2005: 299ff.). Die Bewusstseinsforschung hat Topografien der Vielfalt von Bewusstseinszuständen erstellt, diese beschrieben und z.T. in ihren psychosomatischen Auswirkungen untersucht (Wilber 2001b und Kpt. 2.4.10; Belschner 2004 a: 165ff.). Spirituelle Entwicklung führt zur Aufhebung der Subjekt-Objekt-Spaltung und zur Erfahrung eines Grundvertrauens. Dieses betrifft das Vertrauen in einen letzten tragenden Grund des Lebens und ist von Belschner als Ur- oder transpersonales Vertrauen beschrieben worden (Kpt. 4.2) (*vgl. Definitionen 6, 16, 17, 18 und 26*).

Ad 7) Spiritualität verbindet mit einer das Ich transformierenden und transzendierenden, letzten Wirklichkeit

Charakteristisch für Spiritualität ist der persönliche, ja intime Bezug zu einer über das Menschsein hinausweisenden, letzten Wirklichkeit. Diesen Kern der Spiritualität definiert die Theologin und Psychotherapeutin Monika Renz „als Beziehungsgeschehen zwischen dem Menschen und einem unfassbar Andern" (Renz 2006). Dieser transpersonale Bezug kann neben der existentiellen Sinnsuche und Sinnfindung als zweite Kern-Dimension von Spiritualität bezeichnet werden, die sich in vielen Modellen und Definitionen wiederfindet (Frankl 1972; Eglin et al. 2006: 15; Illés und Abel 2002: 43f.)[16]. Ohne diesen Bezug kann Sinnfindung in Beruf oder Freizeit bzw. das Erleben von Sinnhaftigkeit, die sich auf das eigene Tun, die eigene Kreativität und Produktivität beschränkt, nicht als spirituell bezeichnet werden.

---

[16] „Menschsein weist immer schon über sich selbst hinaus, und die Transzendenz ihrer selbst ist die Essenz menschlicher Existenz" (Zohar und Marshall 2000: 27, zit. in: Heitlinger 2005: 96).

Die Erfahrung einer letzten Wirklichkeit ist inhärent mit der Transformation und Transzendierung des Ich verknüpft. Spirituelle Erfahrung setzt die Fähigkeit zur (Ich-)Transzendenz voraus (vgl. ad 4). Die Transzendierung des psychologischen Ichs oder Egos schafft Raum für die Erfahrung und Verwirklichung der wahren menschlichen Identität, des transpersonalen Selbst, welches in letzter Konsequenz als Teil der letzten, allumfassenden Wirklichkeit erlebt wird. Deshalb wird Transzendenzerfahrung häufig mit der Erfahrung, Teil eines übergeordneten Ganzen zu sein, mit Ganz-Sein oder Ganzheit beschrieben.

Im Kontrast zur Machbarkeit der Gesundheit im Verständnis der modernen Gesundheitsgesellschaft deuten Aussagen zu spirituellen Erfahrungen darauf hin, dass spirituelle Erfahrungen und Bezüge nicht willentlich herbeigeführt werden können, sondern ein spontanes Ereignis sind, das heisst „widerfahren" (Renz 2003) oder als Gnade bzw. Geschenk Gottes erlebt werden (*vgl. Definitionen 2, 3, 6, 8, 9, 10, 12, 21 und 28*).

Ad 8) Über die innere Erfahrung einer transzendent-immanenten Wirklichkeit verbindet Spiritualität mit dem Selbst, der sozialen Mitwelt, Natur und Kosmos.

Die Erfahrung einer transzendenten, letzten Wirklichkeit verbindet nicht nur – im Innenraum – mit dem Selbst, der wahren, transpersonalen Identität des Menschen (vgl. ad 7), sondern gleichzeitig – im Aussenraum – mit der sozialen Mitwelt und der gesamten belebten und unbelebten Natur, dem Mikro-, Meso- und Makro-Kosmos. Gleichzeitig führt die Erfahrung der Transzendenz zur Erfahrung der Immanenz derselben letzten Wirklichkeit, das heisst zur Erfahrung der wesenhaften Einheit von allem, inner- und ausserweltlichen Leben, von Jenseits und Diesseits.

Die Erfahrung der Einheit mit dem Kosmos verleiht den Bezügen zu sozialem Umfeld und Umwelt, zum alltäglichen Hier und Jetzt eine spirituelle Dimension (*vgl. Definitionen 2, 4, 5, 7, 12, 13, 18, 25, 27 und 28*).

Zusammenfassende Definition I von „Spiritualität“

Spiritualität kann als positiver Grundwert, als eigene, existentielle Dimension des Menschseins definiert werden, die getragen ist von der Sehnsucht nach Identität, Sinnerfahrung und Sinnerfüllung in und jenseits von Leben und Tod. Sie vollzieht sich in einem individuellen, dynamischen Entwicklungs- und Bewusstseinsprozess in allen Lebensphasen und Lebensbereichen, in verschiedenen, ethisch begründeten Lebensweisen und Lebensorientierungen und verbindet über die innere, ganzheitliche Erfahrung einer das Ich transformierenden und transzendierenden, letztgültigen Wirklichkeit mit dem Selbst, der sozialen Mitwelt, mit Natur, Kosmos und einem transzendent-immanenten höheren Wesen oder Gott.

In unserem Definitionsversuch haben wir zwei spirituelle Kern-Dimensionen identifiziert: den Aspekt der Sinnsuche und Sinnfindung und den Transzendenzbezug bzw. die erfahrungsmässige Verbundenheit mit dem Selbst, der sozialen Mitwelt, mit Natur, Kosmos und einem transzendent-immanenten höheren Wesen oder Gott. Den Entwicklungs- und Prozesscharakter sowie den „Ergebnis“-Aspekt der Verbundenheit möchten wir anhand von einer Tabelle und einem Modell verdeutlichen.

Die Tabelle 1 soll den multidimensionalen, multiperspektivischen **Entwicklungs- und Prozesscharakter** des spirituellen Geschehens darstellen. Wie wir gesehen haben, bedeutet Spiritualität Leben, Lebendigkeit, Lebenskraft. Spiritualität ist Wachstum und kein Zustand. Ob in der Versenkung oder im Alltag vollzieht sich spirituelles Leben im Ringen um Sinnfindung, um Einsicht, Erkenntnis und Wahrheit, um Überwindung der Ich-Grenzen und des Getrenntseins, schliesslich um Verbundenheit mit dem wahren Selbst und einer letztgültigen, transzendenten Wirklichkeit. Die Tabelle 1 skizziert diesen dynamischen Entwicklungscharakter von Spiritualität anhand von sechs Entwicklungsprozessen.

Tabelle 1:

Spirituelle Entwicklungsprozesse und Perspektivenvarianz

Entwicklungsprozess / Perspektiven	Ausgangslage →	Entwicklungsprozess →	Ziel - Ergebnis
Holismus	Individuum als getrennter Teil des Systems	Systemische Ganzwerdung	Systemische Ganzheit Ganz-Sein
(Transpersonale-) Psychologie/Bewusstseins-wissenschaften	Personales Ich-Bewusstsein	Bewusstwerdung: Überwindung der Subjekt-Objekt-Trennung	Transpersonales, kosmisches Einheits-Bewusstsein
Religionspsychologie	Verlangen nach (Ich-) Transzendenz und Transzendenz-Erfahrung	Ich-Transformation/-Transzendierung: Sich verbinden, in Beziehung treten mit	Teilhabe Verbundenheit Verbundensein Einssein
Religionswissenschaft/ Theologie	Verlangen nach Gemeinschaft, (Ich-) Transzendenz und Gottesbezug	Religiöses Leben in Gemeinschaft, Glaubenspraxis und Transzendenzbezügen: Selbstverwirklichung	Erfahrung einer letzten, persönlichen oder unpersönlichen Wirklichkeit: Gottesverwirklichung
Philosophie	Existentielle Sinnfragen	Sinnsuche Sinnfindung Sinngebung	Erfüllung des Lebenssinns
Gesundheitswissenschaften / Gesundheitsförderung/ Prävention	Biopsychosoziale Ich-Identität: Verlangen nach sozialer und kultureller Teilhabe	Integration von Körper, Psyche und Geist/Selbst, von sozialer Mitwelt, Umwelt, Transzendenz	Integrale, biopsychosozial-spirituelle Identität

Die aufgeführten Prozesse stellen die mögliche, bei weitem nicht vollständige, wissenschaftliche Perspektivenvarianz dar, das heisst verschiedene, in den gesichteten Definitionen immer wieder aufscheinende, zentrale Sichtweisen des spirituellen Entwicklungsprozesses. Wie die mit ihnen verbundenen Sicht- und Erfahrungsweisen selber, müssen die formulierten Ausgangslagen, Prozesse und auch Zielformulierungen einander nicht vollkommen entsprechen. Aufgrund derselben, übergreifenden Thematik verbindet sie aber eine mehr oder weniger starke Parallelität und Verwandtschaft, ähnlich wie sie im Gleichnis des Diamanten zum Ausdruck gekommen ist (Kpt. 5.1).

Zwecks Illustration des **Ergebnis-Aspektes**, der erfahrungsmässigen Verbundenheit, bauen wir auf der Definition des Religionspsychologen Anton Bucher auf. Sie ist das Resultat von Buchers Aufarbeitung zahlreicher qualitativer und quantitativer Studien in acht Kategorien (Bucher 2007: 33). In der 2. Auflage seines Werkes (2014: 40, 69) plädiert Bucher für ein breites Verständnis von Spiritualität,

> „deren Kern Verbundenheit ist, zum einen horizontal mit der sozialen Mitwelt, der Natur und dem Kosmos, zum anderen vertikal mit einem den Menschen übersteigenden, alles umgreifenden Letztgültigen, Geistigen, Heiligen, für viele nach wie vor Gott. Diese Öffnung aber setzt voraus, dass der Mensch auch zu Selbsttranszendenz fähig ist und vom eigenen Ego absehen kann."

Buchers Definition und Modell von Spiritualität als Verbundenheit (horizontal und vertikal) und Selbsttranszendenz verdeutlicht den diesbezüglichen, letzten Teil unserer eigenen Definition I. In der Abbildung 1 übernehmen wir deshalb die Grundstruktur seines Modells und modifizieren dieses geringfügig:

Um den Charakter der ganzheitlichen (horizontalen und vertikalen) Erfahrung der Verbundenheit zu betonen, sprechen wir von einer „ganzheitlichen Erfahrung der Verbundenheit". Die Prozess-Elemente „Selbsttranszendenz" und „Selbstverwirklichung" lösen wir aus dem Modell heraus und integrieren sie in den religionswissenschaftlich-theologischen und religionspsychologischen Entwicklungsprozess in Tabelle 1. Zwecks klarer, unmissverständlicher Unterscheidung zwischen der affektiv-kognitiven Identität, dem „(psychologischen) Ich" oder „Ego", und der spirituellen Identität, dem „(transpersonalen, wahren) Selbst" verwenden wir den Begriff „Ich-Transzendenz" anstelle von „Selbsttranszendenz". Dementsprechend reservieren wir den „Selbst"-Begriff für den Begriff der „Selbst-Verwirklichung" so wie „Ich" und „Ich-Transzendenz" Begriffspaare darstellen. An Stelle der „Ich-Transzendenz" bevorzugen wir den Doppel-Begriff **„Ich-*Transformation* bzw. –*Transzendierung*"**, da wir in unserer Definition von einem dynamischen Prozesscharakter ausgehen, wie er auch im Parallel-Begriff „**Selbst-*Verwirklichung***“ zum Ausdruck kommt.

Die Psychologin und Sinnforscherin Tatjana Schnell (2011: 263) unterscheidet aufgrund der Ergebnisse einer umfassenden qualitativen Studie mit strukturierten Tiefeninterviews zwei Typen von Selbsttranszendenz: einerseits die **vertikale Selbsttranszendenz**, das heisst die Ausrichtung an einer jenseitigen Wirklichkeit mit persönlicher Gottesbeziehung (expliziter Religiosität) und/oder der Orientierung an anderer Wirklichkeit und Schicksalsglaube (Spiritualität), und anderseits die **horizontale Selbsttranszendenz**, das heisst die engagierte Übernahme von Verantwortung für Bereiche der Eigen-, Mit- oder Umwelt. Demgegenüber repräsentiert Selbstverwirklichung lediglich die aktive Entwicklung eigener Potentiale.

Abbildung 1:

Ergebnis-Aspekt spiritueller Erfahrung (in Anlehnung an Bucher 2014)

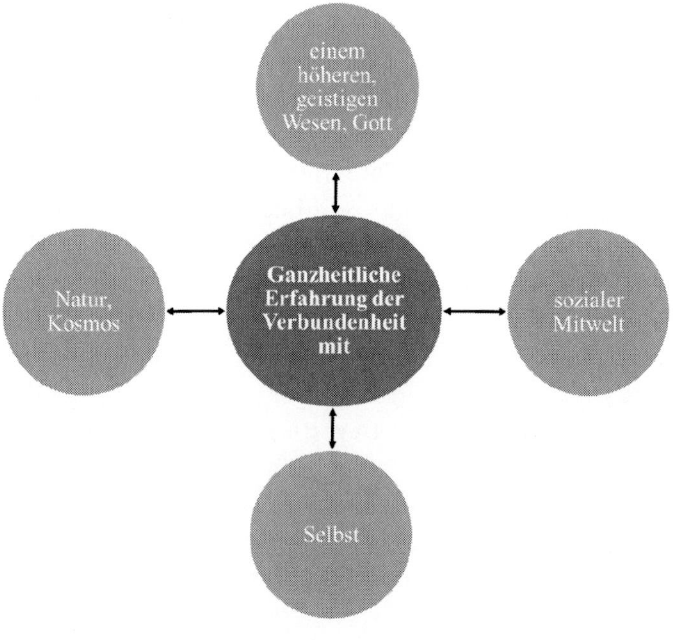

Anspruch und Grenzen der Definition I

Die Definition will einerseits eng genug sein, um Spiritualität gegenüber einseitig theoretisch-philosophischen, medizinisch-pathologisch und psychologisch, psychotherapeutisch oder neurowissenschaftlich-biologisch simplifizierenden Inhalten und Definitionsversuchen abzugrenzen; ebenso vom gesamten Wellness-Bereich, rein psychosomatischen Angeboten auf dem Psycho- und Esoterik-Markt und Formen von drogeninduzierter Bewusstseinserweiterung. Anderseits sollte sie weit genug sein, dass sie für möglichst viele Wertesysteme, Wissens- und Erfahrungshintergründe und soziokulturelle Kontexte *mit explizitem Transzendenzbezug* anschlussfähig ist. Damit will sie einen Beitrag für eine transdisziplinär-transkulturell-integrativ ausgerichtete Wissenschaft der Spiritualität leisten. Soll bei aller wertmässigen Zurückhaltung doch ein Wert als zentral bzw. ultimativ für die Spiritualität hervorgehoben werden, so ist es für den spirituellen Entwicklungsprozess jener des „Ganz-Werdens" und für dessen Ziel jener des „Ganz-Seins" im Sinne des Eins-Seins mit allem, was ist, mit allem Leben.

Gleichzeitig sind wir uns der Grenzen der Definierbarkeit der spirituellen Dimension des Menschen bewusst:
Aufgrund der immer perspektivischen Sichtweise und Erfahrung – sowohl der Menschen auf dem spirituellen Weg als auch der Forschenden selber – und in Verbindung mit dem unzureichenden „Übersetzungsmedium" Sprache wird es keiner Definition je gelingen, Spektrum und Tiefe spiritueller Vorstellungen, Haltungen und Erfahrungen vollständig und adäquat, das heisst *sui generis,* zu erfassen. Jeder Definition wird immer der Makel des approximativen, vorläufigen, indirekten bzw. hinweisenden Charakters anhaften.

5.2.3 Definitionsversuch II: Weiterentwicklung

Laufend werden neue Begriffsbestimmungen der Spiritualität erarbeitet und publiziert. Im Sinne der persönlichen Bewusstseins- und Qualitätsentwicklung haben wir einerseits die im Kapitel 5.2.2 erarbeitete, literaturgestützte Definition der ersten Auflage präzisiert und erweitert. Anderseits haben wir i.R. der Transdisziplinären Arbeitsgruppe Spiritualität und Krankheit TASK (s. Kpt. 2.4.13) unsere ursprüngliche Definition I in Form einer experimentellen, integrativ-abgleichenden Gegenüberstellung von zwei Definitionen weiterentwickelt (Steinmann 2011). Es wird dort ein neues, methodisches Vorgehen vorgeschlagen und exemplarisch umgesetzt, das unterschiedliche Perspektiven bzw. definitorische Ansätze in einem offenen, partizipativen Definitionsprozess integriert. Dabei werden die wichtigsten Perspektiven, Wertesysteme, Bildungs- und Erfahrungshintergründe berücksichtigt.

Die semantische Methodik besteht in der aufeinanderfolgenden systematischen Auswahl, Analyse, Gegenüberstellung und schliesslich Integration von mehreren zentralen Definitionen in einer einzigen Begriffsbestimmung. Der sechsstufige Prozess der integrativ-abgleichenden Gegenüberstellung von jeweils zwei Definitionen wird solange wiederholt bis das Ergebnis der Zielsetzung entspricht; nämlich einer wissenschaftlich anschluss- und kommunikationsfähigen Definition für die Spiritualitätsforschung, ebenso aber auch für die Orientierung und Spiritualitätsbildung der breiten Öffentlichkeit.

Entscheidend für die Qualität der Definitionsprozesse sind bestimmte allgemeine, persönliche und prozessspezifische Anforderungen wie z.B. der gleichwertige und gleichgewichtige Umgang mit und die angemessene Berücksichtigung aller relevanten Wissenschaften, bedeutenden Kulturräume und Religionen.

Die Methodik wird am Beispiel eines horizontal-vertikalen Gesamt-Prozesses illustriert. Dafür sind zwei Definitionen von Spiritualität ausgewählt worden, die zwar demselben Sprach- und Kulturraum entstammen, doch darauf abzielen, das Spiritualitätsverständnis möglichst aller wichtigen Kulturräume und Kulturepochen zu integrieren. Die beiden ausgewählten Begriffsbestimmungen entstammen aus der Auseinandersetzung mit den Wechselwirkungen zwischen Spiritualität und Krankheit einerseits (Büssing 2008: Mediziner) und

Gesundheit anderseits (Definitionsversuch I in Kpt. 5.2.2: Gesundheitswissenschaftler).

Die integrativ-abgleichende Gegenüberstellung ergab die nachfolgende Definition (Steinmann 2011: 46).

Definition II von „Spiritualität"

Mit dem Begriff Spiritualität wird eine nach Sinn und Bedeutung suchende Lebenseinstellung bezeichnet, bei der sich der/die Suchende seines/ihres ‚göttlichen' Ursprungs und Teilhabe bewusst wird (wobei sowohl ein transzendentes als auch ein immanentes göttliches Sein gemeint sein kann, z.B. Gott, Allah, JHWH, Tao, Brahman, Prajna, All-Eines u.a.) **und eine Verbundenheit mit anderen, mit der belebten und unbelebten Natur, mit dem Göttlichen, Absoluten, reinen Sein usw. spürt.**
Aus diesem Bewusstsein heraus bemüht er/sie sich um die konkrete Verwirklichung der Lehren, Erfahrungen oder Einsichten, was unmittelbare Auswirkungen auf die Lebensführung und die ethischen Bezüge in allen Lebensphasen und Lebensbereichen hat. Damit verbunden ist ein individueller Entwicklungs- und Bewusstseinsprozess, in dem der/die Suchende sich der spirituellen Dimension seines/ihres Menschseins als universal, existentiell und sinngebend bewusst wird."

In einer Selbst- und Fremdevaluation unter Einbezug von Mitgliedern der TASK wurde der vorgestellte Ansatz insgesamt als weiterentwicklungswürdig bewertet.

Zum weiteren Vorgehen besteht der Konsens, dass aufgrund festzulegender Kriterien auch entgegengesetzte Spiritualitätsdefinitionen unterschiedlicher Wissenschaftsdisziplinen zu identifizieren und einander gegenüberzustellen sind.

5.2.4 Spiritualität in Abgrenzung zu Religiosität und Religion

Die Vermengung von Spiritualität mit Religion bzw. Religiosität im nordamerikanischen Kontext[17] ebenso wie in WHO-Publikationen (z.B. Lehtinen et al. 2005) macht eine Abgrenzung notwendig. Diese ist bezüglich Religion einfacher als in Bezug auf Religiosität.

Spiritualität und Religion

Eine repräsentative deutsch-amerikanische Studie der Universität Bielefeld aus den Jahren 2010/2011 ergab deutlich unterschiedliche Zuschreibungen zu „Spiritualität" bzw. „Religion". „Religion" wird hauptsächlich mit Regeln, Kirche, Glaubensgemeinschaft, Dogmen und Tradition verbunden, „Spiritualität" hingegen mit Geist, Meditation, Natur, Verbundenheit, Suche, Einklang etc. assoziiert. Institution, Normen und Glauben auf der einen Seite stehen persönlicher Erfahrung und individuellem, innerem Erleben auf der anderen Seite gegenüber (Kohli Reichenbach 2014: 19f.).

Spiritualität und Religion sind gleichwohl nicht zwei völlig voneinander getrennte Bereiche, sondern überschneiden sich. Die Schnittmenge betrifft die *intrinsische* Religiosität (siehe unten Abb. 2: C), bei der Menschen aus innerstem Antrieb religiös, das heisst spirituell, handeln und dadurch einen tieferen Lebenssinn erleben (Kruse 2005: 55, zit. in: Heitlinger 2005: Anhang D4).

Bei der *extrinsischen* Religiosität, dem nicht mit der Spiritualität überlappenden Teil (Abb. 2: B), steht hingegen die Einhaltung eines verbindlich betrachteten Normenkodexes im Mittelpunkt (ebd.). Dabei wird Gesundheit als Belohnung für die Einhaltung religiöser Normen und Krankheit und u.U. sogar Tod als (gerechte) Strafe für normative Abweichungen empfunden, wie z.B. Ehrenmord im islamischen Kontext (Cotton et al. 2006: 478; World Federation of Mental Health 2007; Heiligenfeld Kliniken 2006).

---

[17] Koenig et al. (2012, Kpt. 2: 50) kommen zum unbefriedigenden Schluss: „(…) we will be using the terms religion and spirituality largely interchangeably (…)."

Es ist empirisch belegt, dass ein strafendes Gottesbild einen erheblichen Risikofaktor für die psychische Gesundheit darstellt (Belschner 2007: 174 in Bezug auf Murken 1998; vgl. Kpt. 5.3.1, ad 3). Das heisst, dass im Bezugsrahmen Religion (Abb. 2: B) Spiritualität nur in dem Mass ermöglicht wird, in dem die Zugehörigkeit zu einer Religion Raum gibt für intrinsisch motivierte Religiosität. Hierzu gehört ein sinnstiftendes Umfeld (Steffen 2003: 11).

Abbildung 2

Verhältnis von Spiritualität und intrinsisch-extrinsischer Religiosität

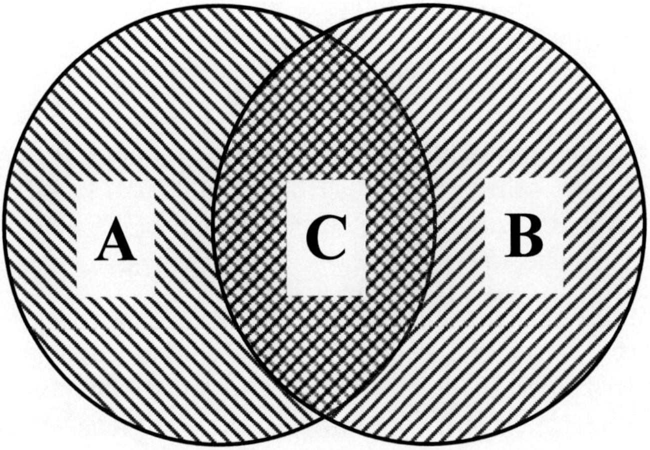

A Spiritualität: transkonfessionell, transreligiös, transkulturell

B Extrinsische Religiosität: normative, institutionalisierte Religion

C Intrinsische Religiosität: spiritueller Kern religiöser Traditionen

Spiritualität und Religiosität

Die Begriffe Spiritualität und Religiosität werden in der Forschung nicht einheitlich definiert (zur aktuellen Begriffsdebatte siehe Utsch/

Klein 2011; Heller/Heller 2014: 48f., und Bucher 2014: 50ff.). Übereinstimmung besteht jedoch darin, dass die eigene Existenz als Teil eines umfassenden Ganzen verstanden wird, auf das sich das Individuum in der Deutung seiner Existenz bezieht (Heitlinger 2005: 7). Der Differenzierung von Kruse (2005) bzw. von Allport und Ross (1967) folgend wird hier genauer nur die *intrinsische* Religiosität mit dem Spiritualitätsbegriff gleichgesetzt. [18]

Um Missverständnissen vorzubeugen, verwenden wir die Begriffe Religiosität und Spiritualität nicht alternativ. Dieser Gebrauch wird durch den Sachverhalt gestützt, dass sich nicht alle Menschen, die sich als „spirituell" bezeichnen, sich gleichzeitig auch als „religiös" verstehen. Die Selbstbezeichnung „religiös" wird zwar im Bevölkerungsschnitt (noch?) deutlich häufiger verwendet, doch bezeichnen sich gegen 10% der europäischen Gesamtbevölkerung und sogar 36% von Studierenden der Universitäten Fribourg und Salzburg als *„ausschliesslich* spirituell" und grenzen sich damit von der christlich-kirchlichen Religiosität ab (Heller/Heller 2014: 48; Bucher 2014: 52). Ähnlich wie in den USA besuchen nur 30% jener Australier, die spirituelle Werte schätzen, Gottesdienste monatlich oder häufiger (Williams/Sternthal 2007: S47).

In ihrer intrinsischen Dimension hat jede Religion einen spirituellen Kern (Heller/Heller 2014: 51). Umgekehrt weist jener Bereich der Spiritualität, der nicht mit dem intrinsischen Religionsbereich überlappt (Abb. 1: A), darauf hin, dass Spiritualität auch ausserhalb jeglicher Zugehörigkeit zu einer Religionsgemeinschaft oder institutionalisierten Religion gelebt werden kann. In dieser Form ist und wirkt Spiritualität religions- und konfessionsüber-greifend. Eine Sonderform dieser Kategorie stellt die atheistische Spiritualität dar (vgl. Kpt. 2.4.5 und Bösch 2010).

---

[18] Im Anschluss an Pargament (1997) vertreten Cotton et al. (2006) statt der Unterscheidung zwischen Spiritualität und Religiosität/Religion ein „Fern-Nah-Rahmenkonzept für Spiritualität/Religion".

5.3 Spirituelle Gesundheit

Spiritualität ist u.a. als eine alle Ebenen des Menschseins berührende und alle Lebensbereiche umfassende mikro-, meso- und makro-kosmische Wirklichkeit definiert worden. Das heisst, dass für die Definition spiritueller Gesundheit die im Versuch I erarbeitete Grunddefinition von Spiritualität (Kpt. 5.2.2) erhalten bleibt und nachfolgend lediglich in ihren Bezügen zu Gesundheit und Krankheit ergänzend, nicht erweiternd, spezifiziert wird. Spirituelle Gesundheit betrifft den Bezug von Spiritualität auf die Förderung der Gesundheit, auf die Prävention von Krankheiten und den Umgang mit Belastungen generell und Krankheiten im Besonderen. Anschliessend wird umgekehrt der Frage des Bezugs von Gesundheit und Krankheit zu Spiritualität nachgegangen.

5.3.1 Bezüge von Spiritualität auf Gesundheit und Krankheit: Definitionsversuch spirituelle Gesundheit

Auch bei der Definition von spiritueller Gesundheit wird versucht, diese weder zu eng noch zu weit zu fassen und wertemässig möglichst offen zu halten. Bei dieser Definition wird jedoch versucht, die herausgearbeiteten Wirkungsaspekte durch wissenschaftliche Evidenz abzustützen.

Zur Evidenzlage und zum Umgang mit den Evidenzquellen

An erster Stelle wurden die wenigen in Reviews verarbeiteten Kontrollstudien (RCT) beigezogen. Diese wurden durch quantitative und qualitative Forschungen ergänzt. Einzelstudien wurden jedoch nicht systematisch recherchiert und nur vereinzelt einbezogen. Explizites Praxiswissen und Expertenmeinungen bilden sekundäre Evidenzquellen. Die meisten Studien betreffen quantitative Querschnittsanalysen; gute Längsschnittstudien, systematische Reviews und Meta-Analysen sind eher selten. Aufgrund der unterschiedlichen Designs, der definitorischen Unsicherheit und methodischen Vielfalt lassen sich die Studien kaum vergleichen.

Die in Kapitel 2.4.14 aufgeführte Literatur aus der Public Health-Perspektive wurde ergänzt durch einen Review aus gerontologisch-pflegewissenschaftlicher Sicht (Heitlinger 2005: 29-33). Die darin verwerteten Studien unterscheiden jedoch i.d.R. nicht zwischen Spiritualität und Religiosität bzw. zwischen intrinsischer und extrinsischer Religiosität. Ein gute, relativ neue Quelle für die empirischen Befunde und Erklärungsansätze bezüglich Wechselwirkungen zwischen Spiritualität und Aspekten der psychischen und körperlichen Gesundheit sowie chronischer Krankheiten, Sucht und Depression stellt der Sammelband von Klein et al. (2011) dar. Die umfangreiche Literatur zum Verhältnis von Religion und Gesundheit, die sich hauptsächlich auf formale, quantitative Aspekte konzentriert und der extrinsischen Religiosität zuzurechnen sind, wie Häufigkeit von Gottesdienstbesuchen oder der Gebetspraxis, wurde nicht berücksichtigt (Levin 2003: 59ff. mit Literatur; Koenig 2012).

Definitionsthesen:

1) **Spiritualität ist eine Basisressource**. Sie ist von konstitutiver Bedeutung für Entstehung, Erhalt und Förderung einer ganzheitlich verstandenen Gesundheit.

2) **Spiritualität ist eine Gesundheitsdeterminante.** Sie ist ein grundlegender, transpersonaler Bedingungsfaktor für ganzheitlich verstandene Gesundheit und Heilung.

3) **Spiritualität ist ein Schutzfaktor** in der primären, sekundären und tertiären Krankheitsprävention.

4) **Spiritualität ist eine Coping-Strategie**. Spiritualität hilft beim Umgang mit und bei der Bewältigung von Stresssituationen einschliesslich Krankheiten.

5) **Spiritualität kann ein therapeutischer Faktor im Heilungsprozess sein**.

Erläuterungen

Ad 1) Spiritualität ist eine Basisressource

Als gesundheitliche Ressource stimmt Spiritualität mit ihrer Definition als positivem Grundwert überein (Kpt. 5.2.2, ad 1). In Übereinstimmung mit dem Element „Ganzheitlichkeit" der Ottawa-Charta (WHO 2006 a: 171) wird ganzheitliche Gesundheit definiert als alle Ebenen des Menschseins integrierend, alle Lebensbereiche berührend und in allen Lebensphasen zugänglich (Kpt. 5.2.2, ad 4).

Als Basisressource ermöglicht Spiritualität die Entwicklung und Ausschöpfung des menschlichen Potenzials auf allen Ebenen sowie in allen Lebensbereichen innerhalb oder ausserhalb einer Religionszugehörigkeit (vgl. Kpt. 5.2.4). Spiritualität wird als übergreifendes Steuerungs-, Ordnungs- und Integrationsprinzip als Meta-Ressource bezeichnet (Ruhland 2008: 37). Dies schliesst die Funktion von Spiritualität als Ressource zum besseren Umgang mit Stress (Tuck et al. 2006), Behinderungen (Underwood-Gordon 1999), Krankheiten (Walach/Kohls 2008; Büssing 2011), HIV/AIDS (WHO 2003), aber auch Lebenskrisen, Verlusten und Grenzsituationen mit ein. Grundlegend dafür ist das Vorhandensein des von Belschner definierten „transpersonalen Vertrauens" (s. Kpt. 4.2). Dessen positiven Einfluss haben mehrere Studien in deutschen Kliniken im Rahmen der stationären Psychotherapie belegt (Heiligenfeld Kliniken 2006).

Die von Heitlinger (2005: 29ff.) angeführten Studien belegen, dass Spiritualität nicht nur subjektive Bedeutung zukommt, sondern als Ressource auch objektiv nachweisbare positive Wirkung auf Gesundheit (und als protektiver Faktor auf Krankheit) im Alter hat (siehe Kpt. 2.4.3). Die Untersuchung von Fuchs (2000) hat folgende gesundheitsfördernde Aspekte bzw. Teil-Ressourcen von Spiritualität ergeben (Heitlinger 2005: 32):

1) Das Erleben unbedingter Akzeptanz als Person,

2) die spirituelle Grundhaltung des Hoffnung gebenden Vertrauens auf eine helfende und gegenüber erlebter Schuld verzeihende Macht,
3) die Erfahrung von Sinn auch im Leiden (Frankl 2002: 124ff.),
4) das emotional unterstützende Gefühl des Getragenseins in einer Gemeinschaft,
5) die entlastende Haltung, sich dem Willen Gottes vertrauensvoll überlassen zu können, sowie
6) die mit Ritualen verbundene Stressreduktion.

Ad 2) Spiritualität ist eine Gesundheitsdeterminante

Bislang galten in Public Health nur das Gesundheitssystem sowie personale (demografische, psychische, genetische, bildungsmässige etc.) und soziale Faktoren wie Arbeit, wirtschaftliche Lage und Umwelt als Gesundheitsdeterminanten (Hurrelmann 2003). Aufgrund der verfügbaren Evidenz wird an dieser Stelle die Spiritualität als neue, *transpersonale Kategorie der Bedingungsfaktoren für Gesundheit und Heilung* eingeführt. Wie in Kapitel 5.3.3 noch ausgeführt wird, ist der transpersonale, kausale Wirkfaktor Spiritualität eine Hauptdeterminante der Gesundheit, insbesondere in Bezug auf die psychische, aber auch auf die körperliche und soziale Gesundheit und Heilung (Lehtinen et al. 2005: 46; Illés & Abel 2002: 46).

Wie spirituelle Bezüge oft mit Lebenskrisen und widerwärtigen Umständen, Verlust, Krankheit oder Tod verbunden sind, ist Spiritualität nicht das Ergebnis von gut wirkenden persönlichen und sozialen Determinanten, sondern selber ein grundlegender Faktor für ein als kohärent und sinnvoll erfahrenes Leben und für die Lebensbewältigung schlechthin einschliesslich der Heilung von Krankheiten. Hier stellt sich die wichtige Frage, inwiefern spirituelle Bezüge gefördert und willentlich bzw. psychisch herbeigeführt werden oder sich spontan ereignen bzw. nur „widerfahren“ können (vgl. Kpt. 5.2.2 ad 7).[19]

Eine WHO-Studie mit über 4000 Personen an 18 Orten belegt, dass spirituelle Qualitäten wie Ehrfurcht („*awe*“), Lebenssinn, Glaube und Verbundenheit mit einem höheren, spirituellen Wesen einen signifikanten Beitrag zur allgemeinen Lebensqualität leisten, der über die psychische und soziale Dimension hinausgeht (Saxena et al. 2002: zit. in: Lehtinen et al. 2005: 55).

In diesem Zusammenhang ist die durch mehrere Studien gestützte positive Korrelation zwischen Religiosität und psychischer Gesundheit bzw. zu deren Variablen Lebensfreude, Lebenszufriedenheit und Wohlbefinden zu erwähnen (Steffen 2003: 18ff.; Levin 2003). In Übereinstimmung mit der „Förderung von umfassendem Wohlbefinden“ in der Ottawa-Charta (WHO 2006 a: 167) und der Position der *WHO-Quality-of-Life-Assessment*-Gruppe (Heitlinger 2005: Anh. D4) weist die vorhandene Evidenz darauf hin, dass das körperliche, soziale und psychische Wohlbefinden durch die spirituelle Komponente zu ergänzen ist.

Ad 3) Spiritualität ist ein Schutzfaktor

Spiritualität als transpersonaler Wirkfaktor ist klar abzugrenzen von religiösen Einflussfaktoren im Sinne der extrinsischen Religiosität (siehe Kpt. 5.2.4), wie Angst vor einem strafenden Gott (Rousseau 2000). Letztere stellen für die Krankheitsbewältigung Risikofaktoren dar so wie ein positives Gottesbild ein Schutzfaktor ist (vgl. Definitionspunkt 1). Utsch hat die Evidenz krank machender, negativer Gefühle gegenüber Gott und belastender Gottesbilder, oft infolge

---

[19] Im Anschluss an sein Modell der Spiritualität als kausaler Wirkfaktor formuliert Belschner im Sinne eines Wenn-Dann-Zusammenhangs folgenden Satz: „Wenn Spiritualität mittels umschriebener Praktiken, z.B. dem Gebet oder dem Singen von Mantren, auf die Krankheit eines leidenden Menschen einwirkt, dann besteht eine *erhöhte Chance* zu seiner Heilung“ (Belschner 2007: 35; vgl. Fussnote 15) .

strenger Erziehung, zusammengestellt (Utsch 2010 und 2011: 91f.; vgl. Koenig 2012: 107-119)

Es gibt gute empirische Evidenz für die positiv moderierende Wirkung von Spiritualität auf die Lebensqualität chronisch kranker Menschen. Sie betrifft z.B. negative Korrelationen zur Schmerzhäufigkeit und –intensität und zur Vereinsamung sowie die Kompensation des Gefühls der Sinnentleerung bei Rezidivierung von Tumoren (Heitlinger 2005: 32; siehe auch Büssing 2011).

Ad 4) Spiritualität ist eine Coping-Strategie

Coping kann definiert werden als der erfolgsunabhängige Versuch, eine Stresssituation vermittels verschiedener Strategien zu mildern, abzuändern, zu vermeiden oder zu beenden (Steinmann 2005: 45). Cotton et al. definieren „*(positive) spiritual coping*“ als

> „reliance on spiritual beliefs and teachings in times of hardship and in managing life events; an inner belief system focusing on intangible elements that impart vitality and meaning to life's events (e.g. using faith in Higher Power to manage/make sense of life events)” (2006: 479, unter Verweis auf Pendleton et al. 2002).

Inzwischen gibt es eine eigene Literatur zu “*spiritual coping*”, in der allerdings „*spiritual*“ mit “*religious coping*” vermengt und zwischen „*positive*“ und „*negative spiritual/religious coping*“ unterschieden wird (Williams und Sternthal 2007). Auch der Themenbereich „*Spirituality at the end of life*“ ist ein eigener Forschungszweig in den US-amerikanischen Pflegewissenschaften geworden. Ein Review von pflegewissenschaftlichen, medizinischen, psychologischen und theologischen Primärstudien in 14 Ländern mit PatientInnen mit fortgeschrittener Krebserkrankung ergab sechs wiederkehrende Komponenten für deren „psycho-spirituelles Wohlbefinden“: Selbst-Erfahrung/-Bewusstsein, Coping und wirksamer Stress-Umgang, Beziehungen zu und Verbundenheit mit anderen, Glaubensgefühl, Gefühl des Empowerment und Vertrauens sowie Lebenssinn und Hoffnung (Lin und Bauer-Wu 2003).

Gerontologische Studien belegen meist positive Wirkungen spirituеller und religiöser Aktivitäten bei älteren Menschen, so auf die subjektive Gesundheit, das psychische Wohlbefinden (Lebenszufriedenheit, Glück, depressive Symptome, Selbstwertgefühl), Coping von Stresssituationen, aber auch auf die objektive Gesundheit wie auf Funktionseinschränkungen, Morbidität und sogar auf die Mortalität (Sperling 2004: zit. in: Heitlinger 2005: 30; Perrig-Chiello 2011). Baltes' Berliner Altersstudie kommt u.a. zum Schluss, dass mit zunehmendem Alter Spiritualität für die Stressbewältigung eine immer wichtigere Rolle spielt (Baltes und Mayer 1999).

Unter den von Sperling zusammengefassten Wirkungsmechanismen werden die Hilfe bei der Suche nach Sinn („kognitive" oder „institutionelle Landkarte"), die Vermittlung eines Gottesbildes (Beziehungsaspekt), die Beeinflussung des (gesundheitsförderlichen) Verhaltens, Unterstützung und Erweiterung psychologischer Ressourcen (Selbstachtung, Selbstwertgefühl), soziale Unterstützung und die Teilnahme an Riten aufgeführt (ebd.: 12; vgl. Kruse 2005). Wichtig ist Sperlings Feststellung, dass Spiritualität

> „selbst dann ein wirksames und beständiges Coping-Verhalten bleibt, wenn andere personale Ressourcen wie Gesundheit, Wohlstand und soziale Unterstützung abnehmen" (Sperling 2004: zit. in: Heitlinger 2005: 30).

Der Einsatz spiritueller Coping-Strategien kann einen Empowerment-Prozess auslösen, der zur Erkenntnis von Sinn und Zweck des Leidens führt (Baldacchino und Draper 2001). Von Klein und Lehr (2011) ist der aktuelle Forschungsstand zu religiösem Coping zusammengefasst worden. Im Anschluss an den Hurrikan Katrina hat Koenig (2006) religiöses Coping bei Naturkatastrophen und terroristischen Anschlägen aufgearbeitet.

Ad 3) und 4)

Zu den Dimensionen Schutzfaktor und Coping-Strategie gibt es inzwischen eine umfangreiche Literatur. Sie beschreibt Spiritualität –

und Religion – bei Erwachsenen generell als Schutzfaktor gegen eine ganze Reihe von unerwünschten gesundheitlichen Folgen auf der physischen, psychischen und der Verhaltensebene.

Unabhängig von demographischen Variablen wie Alter, Geschlecht und Herkunft zeigen Menschen mit ausgeprägter Spiritualität/Religiosität ein risikoärmeres Gesundheitsverhalten, z.B. bezüglich Substanzenmissbrauch (Lehtinen et al. 2005: 56), haben weniger psychische Probleme, z.B. Depressionen und Suizidalität (vgl. Koenig 2007), und setzen intrinsische Religiosität im Sinne von spirituellem Coping bei der Krankheitsbewältigung erfolgreich ein (Cotton et al. 2006: 472). Spiritualität/Religiosität unterstützen insbesondere auch den positiven Umgang mit chronischen Krankheiten (Büssing 2011).

Beispielhaft werden die Ergebnisse von drei klinischen Interventionen (mit Strategien) zusammengefasst (Hawks et al. 1995):

a) Stress-Reduktion (Imagination, Meditation, Yoga, Gebet) bei Herzkranken,

b) soziale Unterstützung (Coping am Lebensende, Lebensprojekt, Schmerzkontrolle) bei Brustkrebs-Patientinnen mit Metastasen,

c) und Achtsamkeits-Meditation (Imagination, Yoga, Bewusstseinstraining) bei chronisch Kranken[20].

Die nach RCT-Standard durchgeführten Längsschnittstudien ergaben signifikant positive Wirkungen auf drei Ebenen:

A) Bezüglich der physischen und psychischen Befindlichkeit der PatientInnen: von Gewichtsabnahme (a) über Blutdrucksenkung (a), Schmerzreduktion (b) und c) und verbesserter Immunisierung (b) bis

---

[20] In ihrer gesundheitlichen Wirkung gut erforscht sind Entspannungstechniken wie Progressive Muskelrelaxation und Autogenes Training, Meditation (Piron 2003; Piron 2006; Baier 2009), insbes. achtsamkeitsbasierte Meditation (Buchheld und Walach 2001; Davidson et al. 2003; Heidenreich und Michalak 2003; Walach 2007 c; Grossmann et al. 2004), Qigong (Belschner et al. 2007a) und Yoga (Heim 2006; Bley 2006; Deutzmann 2002; Singleton 2010).

zu verringerten Angstzuständen und Depressionen (c), verbesserten Stimmungslagen (b) und Einstellungen (c) und sogar reduzierter Mortalität (b).

B) Auf der Verhaltensebene bewirkten die Interventionen u.a. verringerte Medikation (a), c) und Frequenz der Arztbesuche (c), gesteigerte Aktivität (a), verbesserte Kommunikation und Gefühlsausdruck (b) sowie regelmässiger Gebrauch von Techniken zur Stressreduktion (c).

C) Wirkungen auf der spirituellen Ebene umfassen die Verbundenheit mit sich selber (a), b), c), dem sozialen Umfeld (a), b) und einer höheren Kraft (a), das Erleben eines grösseren (c) Lebenssinns und -zwecks (b) sowie verbessertes Existenzbewusstsein (c).

Ad 5) Spiritualität kann ein therapeutischer Faktor im Heilungsprozess sein

Im Anschluss an ein Modell von Dossey ist zwischen *intra*personalen (Punkte ad 1, 3 und 4) und *inter*personalen Qualitäten und Wirkungen spiritueller Aktivitäten zu unterscheiden (Dossey 1993: zit. in: Levin 2003: 52). Bei der letzten Form handelt es sich um den Bereich des „*spiritual healing*“, wobei einerseits zwischen körperlichem (z.B. Handauflegen) und nicht-körperlichem Kontakt und anderseits Formen der Fern-Heilung (z.B. Fern-Gebet) zu unterscheiden ist (ebd.). Inzwischen gibt es zahlreiche Studien, die statistisch signifikante Heilwirkungen auf der körperlichen Ebene als Folge spiritueller Interventionen nachweisen. Darunter findet sich sogar „harte“ empirische Evidenz für eine ganze Reihe positiver therapeutischer Wirkungen von Fern-Gebeten wie bei den RCT-Studien von Byrd, Harris (Harris et al. 1999) und Sicher (Sicher et al. 1998). In Byrds Doppelblind-Studie beteten christliche Gruppen zum Wohl hospitalisierter HerzpatientInnen ohne deren Wissen vor dem Krankenhaus (Byrd 1988: zit. in: Levin 2003: 52).

Eine Sonderstellung nimmt die mediale Geistheilung ein. Ein Abgrenzungsversuch, z.B. zwischen positiven und negativen Formen und Wirkungen der Geistheilung auf Krankheit *und Gesundheit*, würde den Rahmen der vorliegenden Arbeit sprengen[21]. Es genüge der Hinweis auf die Evidenz auch für gesundheitsschädigende Wirkungen von Gebetsformen (Dossey 1997).

Zusammenfassende Definition von „spiritueller Gesundheit":

Aus Sicht der Gesundheitsförderung und Prävention kann spirituelle Gesundheit definiert werden als für Entstehung, Erhalt und Förderung der Gesundheit konstitutive Basisressource und Determinante, als Schutzfaktor in der Krankheitsprävention, als Coping-Strategie im Umgang mit allen Wechselfällen des Lebens in allen Lebensphasen und Lebensbereichen einschliesslich der Krankheitsbewältigung sowie als therapeutischer Faktor im Heilungsprozess.

Die bezüglich Anspruch und Grenzen der Definition I von Spiritualität gemachten Aussagen (Kpt. 5.2.2) gelten in analoger Weise auch für die Definition von spiritueller Gesundheit.

[21] Der Bereich der medialen Geistheilung ist - u.a. im Zusammenhang mit „weisser" und „schwarzer" Magie und der Gefahr von Abhängigkeitsverhältnissen - in seinen positiven und negativen Formen und Wirkungen auf Krankheit (und Gesundheit) zu definieren. In ihrer positiven Form könnte Geistheilung als von einer dritten Person begleitete ganzheitliche Wiederherstellung eines Ungleichgewichts zwischen den verschiedenen Dimensionen der Gesundheit verstanden und definiert werden, die auf der Aktivierung der Selbstheilungskräfte und dem individuellen Transzendenzbezug beruht (vgl. Hale 2006). In ihrer negativen Form könnte sie als manipulativer Ein- und Übergriff auf die Persönlichkeit der kranken Person unter temporärer Ausschaltung oder Einschränkung von deren Willen und Bewusstsein definiert werden (vgl. Magnetismus, Hypnose, und Bösch 2006).

5.3.2 Bezüge von Krankheit und Gesundheit auf Spiritualität

Umgekehrt kann gefragt werden, in welchem Bezug Krankheit – und Gesundheit – zu Spiritualität und ihren Aspekten der existentiellen Sinnsuche, des dynamischen Entwicklungsprozesses, der Lebensorientierung und Verbindung mit einer transzendenten Wirklichkeit stehen.

Die damit verbundenen Phänomene fasst Belschner unter die Kategorien „Krankheit als Um-Weg zum Leben" und „Sterben als Weg zum Leben" zusammen (Belschner 1995: 176f.; vgl. Dethlefsen und Dahlke 1983). Berichte von Schwerkranken belegen, dass die Auseinandersetzung mit Krankheit und Tod zu einer neuen Lebensphilosophie und Lebensorientierung und zu einem gleichwohl „guten", sinnerfüllten Leben führen kann[22] – sogar in Konzentrationslagern des dritten Reichs (Frankl 2002).

In ihrem Erfahrungsbericht schreibt Teresa Hale, Gründerin der gleichnamigen Klinik (Hale 2006):

> „… patients often say that their illness was a blessing, which gave them a deeper insight into their life. (…) Illness can be a great medium for inner spiritual change."

Andere Kategorien spiritueller Erfahrung stellen Nahtoderlebnisse und „spirituelle (Lebens-)Krisen" dar (Baier 2007: 9; vgl. Belschner und Galuska 1999). Letztere werden nur in traditionellen Kreisen der Psychiatrie pathologisiert. Von „spiritueller Krankheit" ist nur

---

22 „Mein Lebensgefühl ist unwahrscheinlich stark. Es ist zwar makaber, aber ich musste erst krank werden, um dieses Lebensgefühl so stark zu empfinden." „Erst von dieser Zeit an habe ich bewusst gelebt" (Tausch 1981: 90f., zit. in: Belschner 1995: 168; vgl. Tu 2006 und Beck 1981). Von Christian Morgenstern stammt der Spruch: „Jede Krankheit hat ihren Sinn, denn jede Krankheit ist eine Reinigung; man muss nur herausbekommen, wovon" (zit. in: www.klinik-sgm.ch).

im religiösen Kontext die Rede.[23]. Inhalte, Wirkung und Nachhaltigkeit spiritueller Grenz- und Nahtod-Erfahrungen werden in einer qualitativen psychoonkologischen Studie beschrieben (Renz 2005 und 2003).

Diesen drei Kategorien spiritueller Erfahrung ist gemeinsam, dass nicht Gesundheit im Sinne körperlich-sozial-psychischen Wohlbefindens, sondern „Leben" – ob immanent oder transzendent, personal oder transpersonal – als ultimativer Wert erlebt wird. Sie weisen darauf hin, dass Spiritualität in ihrer Existentialität und in ihrem Transzendenzbezug sowohl Krankheit wie Gesundheit transzendiert.

5.3.3 Spirituelle Gesundheit in Abgrenzung zur psychischen, sozialen und physischen Dimension der Gesundheit

Spiritualität betrifft alle Lebensbereiche und Lebensphasen des Menschseins. Sie steht deshalb in Interaktion mit den drei anderen Dimensionen der Gesundheit: der psychischen, sozialen und physischen Dimension. Gleichzeitig unterscheidet sie sich von diesen und weist über sie hinaus. Die nachfolgende Abbildung illustriert sowohl die Interaktion, Integration und Überlappung als auch die Eigenständigkeit der vier Dimensionen der Gesundheit.

---

[23] So z.B. in der christlichen Rezeption des Heilpraktikers Ernst August: „Im 2. Vatikanischen Konzil wurde festgehalten, dass der Mensch ein Wesen ist, das nur durch die Hingabe seiner selbst sich selbst verwirklichen kann. Der Mensch, der danach lebt und handelt, kann aus christlicher Sicht als spirituell gesund betrachtet werden. Der Egoismus hingegen macht den Menschen allmählich spirituell krank. Hier ist eine interessante Übereinstimmung mit dem Buddhismus zu sehen, der das Greifen nach eigener Existenz als Wurzelübel betrachtet. Beim Egoismus handelt es sich um das Wesen der Sünde. Die Sünde ist aus christlicher Sicht die spirituelle Krankheit" (August 2007).

Abbildung 3

Wechselseitiges Verhältnis der vier Dimensionen der Gesundheit

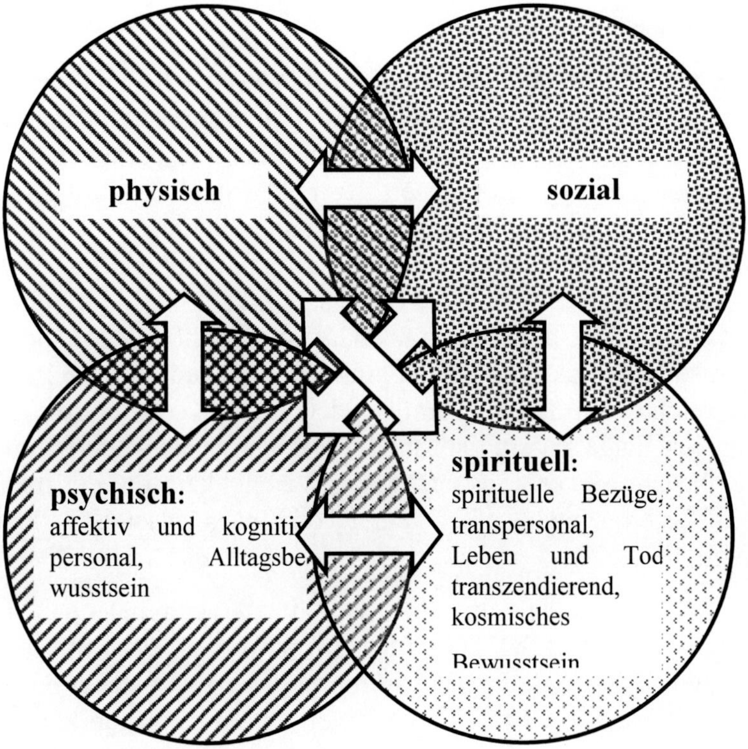

Psychische Dimension

In einer grundlegenden WHO-Publikation zur psychischen Dimension der Gesundheit definieren Lehtinen et al. (2005: 46) psychische Gesundheit in Abgrenzung zu „*negative*" oder „*mental ill-health*" wie folgt:

> „Positive mental health considers mental health as a resource. It is essential to subjective well-being and to our ability to perceive,

> comprehend and interpret our surroundings, to adapt to them or to change them if necessary, and to communicate with each other and have successful social interactions. Healthy human abilities and functions enable us to experience life as meaningful; helping us to be, among other things, creative and productive members of the society."[24]

Auf den ersten Blick scheinen sich die psychische und spirituelle Dimension stark zu überlappen. Beiden Dimensionen ist gemeinsam, dass sie alle Lebensbereiche betreffen, Basisressourcen darstellen und grundlegende Komponenten der Lebensqualität sind. Die psychische Gesundheit betrifft jedoch ausschliesslich den psychologisch definierten und erfassbaren, das heisst affektiven und kognitiven Bereich des Menschseins und der Lebensqualität. „Sinnhafte Lebenserfahrung", z.B., ist hier beschränkt auf die Erfahrung des Individuums in seinen affektiven und kognitiven Bezügen zu einzelnen Lebensbereichen wie Beruf, Familie oder Sport. Kern der spirituellen Dimension hingegen sind spirituelle Bezüge, insbesondere die Verbundenheit mit einer transpersonalen Wirklichkeit, die der menschlichen Existenz eine über Leben und Tod hinausweisende Bedeutung verleiht.

Psychische Gesundheit und Spiritualität interagieren jedoch miteinander. In Kapitel 5.3.1 (ad 1) ist belegt worden, dass Spiritualität einen signifikanten Beitrag zur Förderung der psychischen Gesundheit leisten kann. Ebenso ist belegt worden, dass spirituelle Qualitäten, die als Aspekte der Lebensqualität identifiziert worden sind, über das psychische Wohlbefinden und auch soziale Verbundenheit hinausgehen (5.3.1 ad 2). Umgekehrt kann gesagt werden, dass eine gute psychische Gesundheit das spirituelle Leben fördert (Lehtinen et al. 2005: 57).

---

[24] Zur weiteren Klärung des Begriffs und weiteren Definitionen von „psychischer Gesundheit" („*mental health*", „*santé psychique*") siehe Steinmann 2005: 31ff..

Soziale Dimension

Die soziale Dimension betrifft die Verbundenheit mit, das Getragensein durch sowie die Eingebundenheit in Familie/Partnerschaft, Nachbarschaft, Gemeinde, Vereine sowie in politische und Berufsgruppen. Die spirituelle Dimension hingegen verbindet über die Erfahrung einer transpersonalen, allgegenwärtigen Wirklichkeit und schliesslich Erlangung eines kosmischen Bewusstseins mit der gesamten sozialen, organischen und anorganischen Welt. Spirituelle Lebensformen können deshalb eine positive soziale als auch ökologische Wirkung haben. Die Erfahrung der existentiellen Verbundenheit mit Mensch, Tier und Umwelt verhindert bzw. reduziert die Verletzung und Schädigung von Mensch, Tier und Natur (vgl. Belschner 2007: 94, und Kpt. 2.5.2). Umgekehrt können auch soziale Lebensformen spirituelle Entwicklungsprozesse fördern.

Physische Dimension

Spirituelle Bezüge gehen einher mit der Wertschätzung nicht nur einer gesunden Psyche und des sozialen Lebens, sondern ebenso eines gesunden Körpers und des Lebens schlechthin; allerdings nicht in verabsolutierender Form als Religionsersatz, sondern als Mittel zum Zweck, der Ausschöpfung des menschlichen Potenzials. In Anlehnung an asiatische Traditionen (Yoga, Zen, Qigong) führt der spirituelle Entwicklungsprozess oft über die Disziplinierung und Kontrolle von Körper (und Psyche) auf allen Ebenen (Kickbusch 2006: 41). Eine gute körperliche Verfassung unterstützt den spirituellen Entwicklungsprozess. Parallel zu „*mens sana in corpore sano*" gilt ebenso „*vita contemplativa in corpore sano*".

Integration der vier Dimensionen der Gesundheit

Verhältnis und notwendige Integration der hier postulierten vier Dimensionen der Gesundheit lassen sich in Anlehnung und Erweiterung von Maslows Motivationsmodell der Bedürfnishierarchie illustrieren (Maslow 1985a). In aufsteigender Reihenfolge decken die körperliche, soziale, psychische und spirituelle Dimension folgende Bedürfnisebenen ab:

1) die körperlichen Grundbedürfnisse nach Nahrung und Wärme, Schutz und Sicherheit;
2) die sozialen Bedürfnisse nach Beziehungen, Status und Anerkennung;
3) die psychischen Bedürfnisse nach Lebensorientierung, Lebenskontrolle und sinnvoller Tätigkeit;
4) sowie die spirituellen Bedürfnisse nach existentieller Sinnfindung und transpersonalen Bezügen.

Mit dem Ziel der gesundheitlichen Optimierung geht es darum, das menschliche Potenzial auf allen vier Ebenen integrativ zu verwirklichen.

Eine (abschliessende) Bewertung der vier Dimensionen der Gesundheit kann hier nicht geleistet werden. Zwei Hinweise mögen genügen. Einerseits in Bezug auf den unbestritten zentralen Stellenwert der psychischen Gesundheit: ohne psychische Gesundheit gibt es keine Gesundheit – auch keine spirituelle Gesundheit. Und anderseits in Bezug auf die Bedeutung der spirituellen Dimension: Diese ist eine Frage des Bewusstseins bzw. der Bewusstseinsweite (Belschner 2007: 74f.). Sie setzt die Anerkennung verschiedener höherer, Tief-, Traumschlaf und Alltagsbewusstsein transzendierender Bewusstseinszustände voraus und ist abhängig von der persönlichen Erfahrung und Bewusstseinsentwicklung.

6. Beantwortung der Fragestellungen

Mit den Definitionen von „Spiritualität“ und „spiritueller Gesundheit“ ist versucht worden, die ersten beiden, in Kapitel 3 definierten Fragekomplexe zu beantworten. Auf deren Hintergrund und den inhaltlichen Abgrenzungen zwischen den vier Dimensionen der Gesundheit lassen sich nun auch die (dritte) Haupt- und die beiden Neben-Fragestellungen beantworten:

C1 Gibt es für das Menschsein wichtige Aspekte einer integral verstandenen Gesundheit, die durch die physische, soziale und psychische Gesundheit nicht abgedeckt werden?

Die Frage lässt sich bejahen: Die existentielle Sinnsuche und Sinnfindung sowie die erfahrungsmässige, ganzheitliche Verbindung mit einer transzendent-immanenten Wirklichkeit, dem Selbst, der sozialen Mitwelt und Umwelt, Natur und Kosmos, stellen Dimensionen des Menschseins dar, die durch keine der drei „klassischen“ Dimensionen der Gesundheit abgedeckt werden. Mit dem Transzendenzbezug, der mit allem Existierenden verbindet, kommt die uneingeschränkte Wertschätzung des Lebens hinzu. Aus spiritueller Sicht ist Leben grundsätzlich und in welcher Form auch immer schützens-*wert* und sind alle Menschen förderns-*wert*, unabhängig ihrer funktionalen Fähigkeiten und Einschränkungen (vgl. Lehtinen et al. 2005: 46, 56).

C2 Gibt es genügend wissenschaftliche Evidenz für die Existenz und die positive Wirkung von Spiritualität bzw. von spirituellen Faktoren auf die Gesundheit, die die Definition einer eigenständigen, von der psychischen und sozialen Dimension unterscheidbaren spirituellen Dimension der Gesundheit rechtfertigen und ermöglichen?

In Kapitel 5.3.1 sind zahlreiche Studien zu „spirituellen“ Interventionen aufgeführt worden. Ihre Heterogenität bezüglich Qualität, Design und Fragestellung widerspiegelt einerseits die unterschiedlichen Forschungsansätze und –Lücken, anderseits die thematische Komplexität. Ungeachtet der Lücken zeichnet sich jedoch ab, dass Spiritualität eine eigenständige Dimension der Gesundheit ist. Für eine ganze Reihe von Aspekten wie Lebensqualität und (psychisches) Wohlbefinden, aber auch für die psychosomatische Ebene, ist zum Teil sogar „harte“ Evidenz für die positive Wirkung spiritueller Interventionen verfügbar. Die positive Wirkung der angeführten Interventionen scheint eindeutig mit spirituellen „Mechanismen“ zusammenzuhängen, auch wenn diese noch ungenügend erforscht sind. Schutzfaktoren und positive Wirkung spiritueller Interventionen können inzwischen als gut erhoben und abgestützt gelten. Ebenso sind die Risikofaktoren bzw. negativen, potenziell schädlichen Effekte von Religion bzw. (extrinsischer) Religiosität bekannt. Die Evidenz bezieht sich aber grösstenteils auf das klinisch-onkologische und geriatrisch-gerontologische Umfeld und muss durch Studien in anderen Settings bestätigt werden. Insgesamt belegt die Evidenz, dass Spiritualität als Ressource und Coping-Strategie relevant ist für die Gesundheitsförderung, als Schutzfaktor für die Prävention und als Heilungsfaktor in Therapie und Rehabilitation.

Mit der positiven Beantwortung der beiden Nebenfragen ist zugleich die Hauptfrage (C) beantwortet, **warum Spiritualität – neben der physischen, sozialen und psychischen – eine eigenständige, vierte Dimension der Gesundheit ist.**

Viktor E. Frankl hat vor einem halben Jahrhundert die Antwort auf unsere Hauptfrage in der ihm eigenen Sprache vorweggenommen:

> „Der Mensch ist das einzige Wesen, das in der Lage ist, sich selbst zu transzendieren, sich über das Niveau der eigenen psychischen und physischen Bedingungen zu erheben. Durch dieses spezifische Faktum betritt der Mensch, ja er erschafft sich eine neue Dimension, die Dimension der noetischen Prozesse, der Bewusstseins-Prozesse“ (1959, 102f., zit. in: Belschner 2007: 62).

7. Schlussfolgerungen, Ausblick und Selbstreflexion

In diesem Schlusskapitel werden zunächst allgemeine und gesundheitsförderungs- und präventionsspezifische Schlussfolgerungen gezogen und Überlegungen zum Forschungsbedarf angestellt. Daran schliessen ein Grenzen und Chancen auslotender Ausblick auf die Erforschung von Spiritualität und spiritueller Gesundheit. Den Abschluss macht eine Selbstreflexion zum persönlichen Arbeitsprozess.

7.1 Allgemeine Schlussfolgerungen

1) Spiritualität ist eine eigene Dimension des Menschseins und als solche in allen Formen zu respektieren[25].
2) Die existentielle Sinnsuche und Sinnfindung sowie transpersonale Bezüge, das heisst die ganzheitliche Erfahrung der Verbundenheit mit dem Selbst, der sozialen Mitwelt und Umwelt, Natur, Kosmos und einem transzendent-immanenten höheren Wesen oder Gott, sind Hauptdimensionen der Spiritualität.
3) Die „klassischen“ drei Dimensionen der Gesundheit sind durch die spirituelle Dimension zu ergänzen. Damit verbunden sind:
    a. ein neues Menschen- und Weltbild (Capra 1987a; Walach 2001; Hüther und Spannbauer 2012),
    b. ein neues, ganzheitliches bzw. integrales Verständnis von Gesundheit und Gesundheitsförderung (Belschner 2002),

[25] Gemäss Frick ist „Spiritualität ein gegenüber dem Gesundheitswesen eigenständiger soziokultureller Bereich, in dem eigene Verhaltens-, Sprach- und Deutungsmuster gelten“ (Frick 2002: 42).

c. die Ablösung bzw. Erweiterung des biopsychosozialen Modells von Engel (1979) durch ein integrales, biopsychosozialspirituelles Modell der Gesundheit (vgl. Walach 2007 d),
d. die Erweiterung des „New“ Public Health-Begriffes,
e. die Integration der spirituellen Dimension in die transdisziplinäre Erforschung, Erhalt, Ausbau, Förderung, Wiederherstellung und Schutz von Gesundheit,
f. die Integration der Erkenntnisse, die aus der Erforschung der spirituellen Dimension gewonnen werden, in die wissenschaftliche Forschung – z.B. achtsames Forschen (Koch-Göppert 2006) – , Lehre und Ausbildung.

7.2 Schlussfolgerungen für Gesundheitsförderung und Prävention

1) Die positiven Funktionen und Wirkungen von Spiritualität auf die Gesundheit als Basis-Ressource, Gesundheitsdeterminante, Schutzfaktor und Coping-Strategie verbinden die spirituelle Dimension mit Grundwerten und Prinzipien der Gesundheitsförderung wie Salutogenese, Empowerment, Partizipation und Chancengleichheit.
2) Die spirituelle Dimension der Gesundheit ist in die Grundwerte, Prinzipien und gängigen Ergebnismodelle zu integrieren.
3) I.R. der Best Practice-Methodik ist bei Strategie, Planung, Umsetzung und Evaluation von Aktivitäten die spirituelle Dimension stets mit zu berücksichtigen, insbesondere der Kontext wie Transkulturalität bzw. Migrationshintergrund (s. z.B. Eckersley 2007; Holloway 2006; MacLaren 2004; Fawcett/Noble 2004).
4) Auf der programmatischen Ebene ist auf den in Kapitel 2.4.14 aufgeführten Anknüpfungspunkten der WHO aufzubauen:

In Weiterentwicklung der Handlungsebene „persönliche Kompetenzen“ der Ottawa-Charta und im Anschluss an die Diskussion der „Gesundheitskompetenz“ ist analog zur „*mental health literacy*“ (Kickbusch 2007a; Jorm et al. 2006) und „*religious literacy*“ (Prothero 2007) eine „*spiritual (health) literacy*“ zu entwickeln.

7.3 Zum Forschungsbedarf

1) Zunächst stellt sich die große Herausforderung, für die (authentische) spirituelle Dimension in Gesellschaft und Politik, Wirtschaft und Wissenschaft breite Akzeptanz zu schaffen:

   a. Durch eine breit abgestützte Arbeitsdefinition aufgrund einer Bestimmung und Kategorisierung der Teildimensionen und ihrer Variablen (Cluster).

   b. Dazu gehört die Ein- und Abgrenzung gegenüber dem Unbewussten und Phänomenen der Hypnose, Hysterie und des Spiritismus wie den Phänomenen der Besessenheit in schamanistischen Kulturen (vgl. Kohls/Sommer 2007).

   c. Durch die systematische Sammlung und Bewertung der vorhandenen Evidenz zu gesundheitlichen, ökologischen und ökonomischen Wirkungen einschliesslich Interaktionen mit den drei „klassischen“ Dimensionen der Gesundheit.

   d. Durch die Verarbeitung dieser Wirkungsnachweise in zielgruppenspezifischen Argumentarien und Faktenblättern für EntscheidungsträgerInnen in Gesellschaft und Wirtschaft, Politik und Forschung.

   e. Durch methodische Verbesserungen durch die Fokussierung auf qualitative und Längsschnitt-Studien, vermehrt auch mit nicht-jüdisch-christlichen Stichproben. Die Einwände gegen eine Quantifizierung der Wirkung von Spiritualität sind ernst zu nehmen und berechtigt (Renz 2006).

f. Durch die Sichtung der inzwischen zahlreichen Messinstrumente (z.B. WHO 2002; Ferrell 2007; Rumbold 2007; Kilpatrick et al. 2005; Kohls/Walach 2006; Zwingmann/Moosbrugger 2004; Zwingmann et al. 2011) und die Entwicklung neuer, standardisierter Messinstrumente für epidemiologische und klinische Zwecke.

g. Durch die systematische Erfassung der Wirkungsketten von spirituellen Interventionen.

h. Durch die empirische Beantwortung der Frage, ob und inwiefern von aussen spirituelle Ressourcen aktiviert und von innen willentlich bzw. psychisch induziert werden oder nur im Sinne eines spontanen Ereignisses „widerfahren" können.

i. Schließlich durch die Untersuchung folgender, augenfälliger Hypothese: Viele Zivilisationskrankheiten, wie z.B. Burnout, Anorexie, Bulimie und verschiedene Süchte, sind seelische Krankheiten bzw. Ausdruck der nach Lebenssinn hungernden Seele. Oder positiv ausgedrückt: Spirituelle Sinnsuche und Sinnfindung sind protektive Faktoren für die genannten Krankheitsbilder – und sogar Suizid – bzw. Prädiktoren für umfassendes Wohlbefinden.

2) In einer zweiten und dritten Phase können Aufbau und Etablierung einer transdisziplinär-transkulturell-integrativen „Wissenschaft der Spiritualität" in Angriff genommen werden (vgl. Walach 2007 a; Walach 2007 b; Levin 2003: 57; Levin und Steele 2005). Auf diesem Weg stellen die Einrichtung von Lehrstühlen zu und die Etablierung von Spiritual Care als eigenständiger Fachdisziplin wichtige Meilensteine dar.

7.4 Ausblick

Den Forschungsbedarf zu identifizieren ist das eine, die Grenzen der Wissenschaft anzuerkennen das andere. Sie mag die Wirkung, die spirituelles Bewusstsein auf Psyche und Körper hat, messen können, nicht jedoch den spirituellen, non-dualen Kern transzendenter Erfahrung selber. Erhellend hierzu ist der realitätsbezogene Standpunkt des Physikers und Religionswissenschaftlers Ravi Ravindra:

> „…it is still more important to realize that even with a radically altered science that could take account of extrasensory perceptions and other miraculous happenings, we cannot come to the end of all there is. All there is far exceeds the realm of nature, the domain of causality and materiality, however subtle our descriptions. To say that we do not yet know certain levels of nature is not to say that nature is all there is to know or that can be" (Ravindra 1991: 315, zit. in: Levin 2003: 56).

Letzten Endes stehen sich empirisches Wissen und mystische Erfahrung gegenüber. In den Worten des Philosophen und Physikers Carl Friedrich von Weizsäcker kann die Wissenschaft nur die Vielheit erforschen und erklären, nicht jedoch die mystische Erfahrung der Einheit (zit. in: Jacobowitz 2014, 293):

> „Was ‚eins' ist, kann man letzten Endes nicht mehr fragen; denn dann würde man ein Zweites hinzubringen, nämlich die Erklärung, was es ist. Die Erfahrung der Einheit verbietet letztlich auch zu sagen, wodurch sich das, was die Wissenschaft studiert, von dem, was die Meditation erfährt unterscheidet; denn dann wäre nicht mehr Einheit-Erfahrung, sondern Vielheit."

Gleichzeitig liegt mit Jean-Paul Vader in der Bearbeitung der spirituellen Dimension eine grosse Chance für die Gesundheit von Individuen und Gruppen, die es zu nutzen gilt:

> „Belief in and commitment to the transcendental and the metaphysical, no doubt because of its intimate link to the very sense

> and purpose of existence, is probably the most powerful motivator of human behaviour and behaviour change known today. (…) Harnessing forces for constructive human behaviour change is, and always has been, one of the stumbling blocks and major challenges of public health professionals. By ignoring the spiritual dimension of health, for whatever reason, we may be depriving ourselves of the leverage we need to help empower individuals and populations to achieve improved physical, social, and mental health" (Vader 2006).

In der vorliegenden Arbeit ist die Sinnsuche als ein spiritueller Grundwert herausgearbeitet worden. Der Sinnsuche allgemein und der Suche nach einem die persönliche Existenz transzendierenden Lebenssinn im Besonderen kommt in der modernen Multioptionskultur grosse Bedeutung zu, denn:

> „Moderne ist eine Auflösung von Zusammenhängen und somit von Sinn" (Wilhelm Schmid in: Oberhänsli 2007).

Die früheren Orientierungsinstanzen und Orientierungstraditionen haben ihre Geltung verloren und einer Orientierungskrise Platz gemacht, deren verheerenden Auswirkungen in allen Bereichen des privaten (Frustration, Angst, Süchte, Kriminalität) und öffentlichen Lebens offenkundig sind (Skandale in Politik, Wirtschaft und Gesellschaft: Küng 1990: Kpt. I, zit. in: Lehle 2002). Mit dem katholischen Theologen und Religionsphilosophen Hans Küng (ebd.) stellen wir fest, dass die moderne Gesellschaft über Wissenschaft aber keine Weisheit verfügt, über Technologie aber keine geistige Energie, über Industrie aber keine Ökologie, über Demokratie aber keine Moral, denn:

> „Sachwissen ist noch kein Sinnwissen, Reglementierungen sind noch keine Orientierungen, und Gesetze sind noch keine Sitten."

Die Notwendigkeit, ja der Überlebenszwang, ständig entscheiden zu müssen zwischen einer Vielzahl von Optionen, Werten und Leitbildern ist allerdings auch eine Chance, eine potentiell Sinn erfüllende Herausforderung. Die Auseinandersetzung mit Sinnfragen ist schliesslich auch ein Schutz vor den Folgen einer einseitig materialistischen Lebenshaltung, die i.d.R. einhergeht mit Sinnleere und mangelnder innerer Unabhängigkeit (Illés und Abel 2002: 58).

Die Gegenüberstellung von Kategorien spiritueller Erfahrung einerseits und dem so reduktionistischen wie überhöhten Krankheits- und Gesundheitsbegriff westlicher Zivilisationen anderseits führt zu dessen notwendigen Neubewertung und Relativierung. Diese können im Kontext der modernen Gesundheitsgesellschaft mit krank machendem Potenzial, Gesundheit als Religionsersatz und der Verdrängung bzw. Leugnung von Schwäche, Krankheit und Tod, heil-sam sein.

7.5 Selbstreflexion

Die persönliche und wissenschaftliche Auseinandersetzung mit Spiritualität stellt eine Herausforderung besonderer Art dar. Den Abschluss soll deshalb eine Selbstreflexion machen, in der Arbeits-Prozess und -Ergebnis des persönlich erlebten Umgangs mit der Thematik gespiegelt werden. Der Entwicklungsgang der Arbeit und auch ihrer Fortsetzung bei der Vorbereitung der zweiten und dritten Auflage lässt sich am besten anhand einer Metapher beschreiben:

> Ich stehe vor einem Wald, dessen Ausmasse und Grenzen von meinem Ausgangspunkt aus nicht wahrnehmbar sind. Durch meine Neugierde und Intuition inspiriert wage ich mich in ihn hinein mit dem Ziel, eine erhobene Lichtung zu finden, von der aus ich den ganzen Wald überschauen und seine Struktur und Beschaffenheit erkennen kann. Ich betrete ihn mit einer ungenauen, rudimentären Karte in der Hand, auf der einige Wegmarken eingezeichnet sind, ein paar Wege, eine Blockhütte und einige gewaltige Eichenbäume. Zunächst habe ich den Eindruck, ganz gut vorwärts zu kommen. Je tiefer ich jedoch in den Wald eindringe desto schwieriger wird meine Suche nach der Lichtung. Bald verliert sich ein zu Beginn verheissungsvoll scheinender Weg in einem Dickicht, bald versperren mir am Boden liegende Bäume den Weg oder

stolpere ich über meine eigenen Beine, so dass ich zuweilen das Gefühl habe, an Ort zu treten oder mich im Kreise zu bewegen. Zeitweise ist mir als ob ich die Orientierung verlieren würde und werde von Zweifeln an meinem Vorhaben befallen. Doch wie von innen gedrängt, raffe ich mich immer wieder auf und schöpfe neue Hoffnung. Diese wird genährt durch Erlebnisse der Einheit mit der Natur und mir selber. So lege ich gewisse Wegstrecken, wie innerlich geführt, in traumwandlerischer Sicherheit zurück, andere wiederum auf ausgetretenen Pfaden früherer Wanderer und Suchenden. Auf dem weiteren Weg begegne ich auch vielen, mir bisher völlig unbekannten Baum-, Moos- und Parasitenarten und lerne ihre Lebensbedingungen besser kennen. Als ich schon müde bin und mich angesichts neuer Hindernisse erneut Zweifel an meinem Ansinnen überkommen, durchbrechen doch noch Lichtstrahlen den Wald. Sie weisen mir die letzte Wegstrecke, werden immer stärker und führen mich schliesslich auf eine Lichtung. Ob es *die* Lichtung ist und ich am Ziel angelangt bin? Nein, zu früh frohlockt! Beim Abschreiten der Waldlichtung kann ich immerhin gewisse Konturen des Waldes wahrnehmen, auf einer Seite verliert er sich hingegen völlig im Nebel und auf einer anderen im Horizont. Im überschaubaren Teil vermag ich gewisse Strukturen zu erkennen, einige der majestätischen Eichenbäume, wie sie alle anderen überragen, und kann gesunde und kranke Waldgebiete unterscheiden, aber am Rande auch Unterholzgebiete, die gar nicht zum eigentlichen Wald gehören. Zu meiner Freude und Überraschung treffe ich auf der Lichtung auf Menschen, die bereits vor einer Weile dort angekommen waren. Wir tauschen unsere Erfahrungen aus und entdecken und freuen uns über unsere verwandte Gesinnung.

Ich habe mir meinen Weg nicht so beschwerlich und auch nicht so lang vorgestellt. Ich setze mich zufrieden, aber müde hin, gehe in mich und überlege mir, wie ich den mir verborgenen Teil des Waldes auch noch auskundschaften kann: mit Hilfe und im Vertrauen auf die innere Führung und zusammen mit anderen, gleich gesinnten Menschen. Es erscheint mir die Vision, dass unsere Wegreise eines Tages auf einer grossen Lichtung enden wird, wo wir vielen anderen gleich gesinnten Menschen begegnen werden, die ihren Weg von ganz anderen Ausgangspunkten angetreten und gleichwohl zu demselben Reiseziel gefunden haben; dass wir alle zwar dort oben müde und ausser Atem ankommen, dann aber gemeinsam denselben atemberaubenden Rundumblick geniessen werden.

Diese Metapher erklärt, warum die Analyse der Ausgangssituation in Kapitel 2 einen derart grossen Raum eingenommen hat. Vor allem aber verdeutlicht sie den vorläufigen und fragmentarischen Charakter dieser Einführung und der versuchten Definitionen aus einer bestimmten Perspektive.

Schliesslich veranschaulicht die Metapher, dass der theoretische und praktische Umgang mit Spiritualität mit einem permanenten Balanceakt auf einem Seil oder noch besser mit dem Gang auf des Messers Schneide zu vergleichen ist, der nur zusammen mit Gleichgesinnten und vor allem im Einklang mit sich selbst und der inneren Führung gelingen kann.

Quellenverzeichnis

Abel, Thomas et al. (2000) Sense of coherence und Salutogenese. Ein Essay zur Kritik und Weiterentwicklung einer aktuellen Perspektive in der Gesundheitsforschung. In: Wydler, Hans et al (Hg.). Salutogenese und Kohärenzgefühl. Grundlagen, Empirie und Praxis eines gesundheitswissenschaftlichen Konzepts. Weinheim und München: 197-201.

Aggleton, P./Homans, H. (1987) Educating about AIDS. NHS Training Authority. Bristol.

Albani, C. et al. (2005) Religiosität und transpersonales Vertrauen als Ressource im Alter. In: Bäurle, Peter et al. Psychotherapie im Alter. Bern: 274-284.

Allemand, Mathias/Martin, Mike (2007) Religiöse Ressourcen im Alter. In: Kunz, Ralph (Hg.) Religiöse Begleitung im Alter: Religionsgerontologische Erkundungen. Zürich, 25-44

Alper, M. (2002) The evolutionary origins of spiritual consciousness. In: Joseph, R. (ed.) Neurotheology. Brain, science, spiritualit, religious experience. San Jose, 293-304.

Altner, Nils (2006) Achtsamkeit und Gesundheit. Auf dem Weg zu einer achtsamen Pädagogik. Immenhausen bei Kassel.

American Psychiatric Association (Hg.) (1994) Diagnostic and Statistical Manual of Mental Disorders (DSM-IV). Washington, DC.

Angel, Hans-Ferdinand/Krauss, Andreas (2004) Neurotheologie. Der interdisziplinäre Gott. In: Gehirn & Geist. 4, 68-72, www.gehirn-und-geist.de/ artikel/839553 Download Okt. 2007.

Antonovsky, Aaron (1997) Salutogenese. Zur Entmystifizierung der Gesundheit (Orig.: Unraveling the mystery of health. How people manage stress and stay well, 1987). Tübingen.

Armbruster, Jürgen et al. (Hg.) (2013) Spiritualität und seelische Gesundheit. Köln.

August, Ernst Prinz zur Lippe (2007) Heil, Heilung, spirituelle Gesundheit www.medizin-ethik.ch/publik/heilung_gesundheit.htm, Downl. Nov. 2007

Baier, Karl (Hg.) (2006) Handbuch Spiritualität. Zugänge, Traditionen, interreligiöse Prozesse. Darmstadt.

Baier, Karl (2007) Spirituelle Krisen. Eine Einführung. http://homepage.univie.ac.at/Karl.Baier/texte/pdf/SpirituelleKrisen.PDF, Download Oktober 2007

Baier, Karl (2009) Meditation und Moderne. 2 Bände, Würzburg.

Balboni, Tracy A. et al. (2007) Religiousness and Spiritual Support among Advanced Cancer Patients and Associations with End-of-Life Treatment Preferences and Quality of Life. In: Journal of clinical Oncology. 25, 5, 555-560.

Baldacchino, D./Draper, P. (2001) Spiritual coping strategies: a review of the nursing research literature. In: Journal of Advanced Nursing. 34, 6, 833-841.

Baltes, P.B./Mayer, K.V. (1999) The Berlin Ageing Study. Cambridge.

Barnes, Patricia M. et al. (2004) Complementary and Alternative Medicine Use Among Adults: United States, 2002. In: Advance Data. From Vital and Health Statistics. 343, May 27, 2004.

Baumann, Christoph Peter (Hg.) (2011) Krankheit & Tod in den Religionen. Basel.

Baumann-Neuhaus, Eva et al. (2012) Religion im Heimalltag. Ältere Menschen erzählen. Würzburg.

Beck, Dieter (1981) Krankheit als Selbstheilung. Wie körperliche Krankheiten ein Versuch zu seelischer Heilung sein können. Frankfurt.

Belschner, Wilfried (1995) Aufbruch zu einem neuen Gesundheitsverständnis in Gemeinde und Gesundheitspsychologie. Eine Collage von Fragen und tastenden Antworten. In: Röhrle, Bernd/Gert Sommer. Gemeindepsychologie: Bestandsaufnahmen und Perspektiven. Tübingen: 160-176.

Belschner, Wilfried (2000) Integrale Gesundheit - Zur Integration einer Transpersonalen Psychologie in die Akademische Psychologie. In: Transpersonale Studien. 1, 71-117.

Belschner, Wilfried (2001) Integrale Forschungsmethodik. Die Entwicklung von angemessenen Methoden für den transpersonalen Forschungsgegenstand. In: Belschner, Wilfried et al (Hg.). Perspektiven transpersonaler Forschung. Oldenburg: 33-54.

Belschner, Wilfried (2002) Integrale Gesundheitsförderung. Eine systematische und transpersonale Perspektive. Oldenburg.

Belschner, Wilfried (2004 a) Die Dimensionen des Bewusstseins in der Gesundheitsförderung. In: Göpel, Eberhard. Gesundheit bewegt. Wie aus einem Krankheitswesen ein Gesundheitswesen entstehen kann. Frankfurt: 162-187.

Belschner, Wilfried (2005) Die Normalisierung des Aussergewöhnlichen. Willigis Jäger als Pionier einer Integralen Kultur. In: Lengsfeld, Peter. Mystik - Spiritualität der Zukunft. Erfahrung des Ewigen. P. Willigis Jäger OSB zum 80. Geburtstag. Freiburg: 299-309.

Belschner, Wilfried (2005a) Consciousness Mainstreaming. In: Belschner, Wilfried et al (Hg.). Bewusstseinstransformation als individuelles und gesellschaftliches Ziel. Ansätze in Meditation, Psychotherapie und empirischer Forschung. Münster: 116-145.

Belschner, Wilfried (2007) Der Sprung in die Transzendenz. Die Kultur des Bewusstseins und die Entmystifizierung des Spirituellen. Psychologie des Bewusstseins, Band 7. Hamburg.

Belschner, Wilfried et al. (2007a) Rezeptionen und Wirkungen des Qigong. Die spirituelle Dimension: Instrumente für die Begleitung des Qigong-Übungsweges. Oldenburg, www.uni-oldenburg.de/ptch/DOWNLOAD/Rezeptionen_Qigong.pdf, Download Oktober 2007.

Belschner, Wilfried et al. (2007b) Achtsamkeit als Lebensform. Hamburg.

Belschner, Wilfried (2010) Forschen, erfahrungsbasiert. Eine bewusstseinspsychologische Perspektive. Psychologie und Kultur des Bewusstseins, Band 2. Kröning.

Belschner, Wilfried (2012) Erwachen: Qigong als Weg in die Freiheit. Oldenburg.

Belschner, Wilfried/Galuska, Joachim (1999) Empirie spiritueller Krisen. In: Transpersonale Psychologie und Psychotherapie. 5, 1, 78-94.

Belschner, Wilfried/Gottwald, Peter (Hg.) (2000) Gesundheit und Spiritualität. Transpersonale Studien, Band 1. Oldenburg.

Bengel, Jürg et al. (1998) Was erhält Menschen gesund? Antonovskys Modell der Salutogenese - Diskussionsstand und Stellenwert. Eine Expertise. Köln.

Benke, Christoph (2004) Was ist (christliche) Spiritualität? Begriffsdefinitionen und theoretische Grundlagen. In: Zulehner, Paul (Hg.) (2004) Spiritualität - mehr als ein Megatrend. Ostfildern, 29-43.

Beuscher, Bernd/Mogge-Grotjahn, Hildegard (Hg.) (2014) Spiritualität interdisziplinär. Entdeckungen im Kontext von Bildung, sozialer Arbeit und Diakonie. Münster

Bigorio 2008 (2008) Empfehlungen zu Palliative Care und Spiritualität. Konsens zur „best practice" für Palliative Care in der Schweiz: www.palliative.ch (Download 30.3.2015).

Binder, Markus/Wolf-Braun, Barbara (1995a) Geistheilung in Deutschland - Teil I: Ergebnisse einer Umfrage zum Selbstverständnis und zur Arbeitsweise Geistiger Heiler und Heilerinnen in Deutschland. In: Zeitschrift für Parapsychologie und Grenzgebiete der Psychologie. 37, 145-77.

Binder, Markus/Wolf-Braun, Barbara (1995b) Geistheilung in Deutschland - Teil II: Teilnehmende Beobachtung bei zwei Heilern und Befragung ihrer Patienten. In: Zeitschrift für Parapsychologie und Grenzgebiete der Psychologie. 39, 183-218.

Bischof, Marco (2010) Salutogenese. Unterwegs zur Gesundheit. Neue Gesundheitskonzepte und die Entfaltung einer Integrativen Medizin. Klein Jasedow.

Bley, Martina (2006) Yoga in der Gesundheitsforschung. Bern, Schweizer Yogaverband.

Bobert, Sabine (2012) Coaching, Heilung, Mystik. Spiritualität in der Postmoderne. In: Kunz, Ralph/Kohli Reichenbach, Claudia (Hg.) Spiritualität im Diskurs. Spiritualitätsforschung in theologischer Perspektive. Zürich, 181-196.

Bochinger, Christoph (1994) "New Age" und moderne Religion. Religionswissenschaftliche Analysen. Gütersloh.

Bochinger, Christoph et al. (2009) Die unsichtbare Religion in der sichtbaren Religion: Formen spiritueller Orientierung in der religiösen Gegenwartskultur. Stuttgart.

Bösch, Jakob (2006) Spirituelles Heilen und Schulmedizin. Eine Wissenschaft am Neuanfang. Baden und München.

Bösch, Jakob (2010) Du sollst keine anderen Götter neben dir haben. Spiritueller Atheismus statt Erleuchtungsstress. Aarau und München.

Bonelli, Raphael M./Koenig, Harald G. (2013) Mental disorders, religion and spirituality 1990 to 2010: A systematic evidence-based review. Journal of Religion and Health, June 2013, 52(2): 657-73.

Bonelli, Raphael M. (2013) Evidenzbasierte Untersuchung zur Rolle der Religiosität in der Psychiatrie. In: Imago hominis 2013; 20(2): 133-142.

Bonelli, Raphael M. (2014) Religiosität in der wissenschaftlichen Forschung. In: Schmidt-Hahn, Claudia (Hg.): ORIENTierung: Disputationes 2013. Wien.

Bohm, David (1985) Die implizite Ordnung. München.

Borasio, Gian Domenico (2011) Spiritual Care in Palliativmedizin/Palliative Care. In: Spiritualität und Medizin. Gemeinsame Sorge für den kranken Menschen. Stuttgart, 112-118.

Borasio, Gian Domenico (2012) Über das Sterben. Was wir wissen. Was wir tun können. Wie wir uns darauf einstellen. München.

Borasio, Gian Domenico (2014) Selbst bestimmt sterben: Was es bedeutet, was uns daran hindert, wie wir es erreichen können. München.

Bowman, Marion/Sutcliffe Steven (Hg.) (2000) Beyond New Age: Exploring Alternative Spirituality. Edinburgh.

Bowman, Marion (Hg.) (2002) Belief Beyond Boundaries: Wicca, Celtic Spirituality and the New Age. Aldershot.

Bowman, Marion (2004) Healing in the spiritual marketplace: consumers, courses, and credentialism. In: Lewis, James R (ed.) The Encyclopedic Sourcebook of New Age Religions. Amherst, 339–348.

Bucher, Anton (2007) Psychologie der Spiritualität. Handbuch. Weinheim. 2., vollständig überarbeitete Auflage 2014.

Buchheld, Nina/Walach, Harald (2001) Achtsamkeit in Vipassana-Meditation und Psychotherapie. Forschungsstand und aktuelle Perspektiven. In:

Belschner, Wilfried et al (Hg.). Transpersonale Studien. Perspektiven transpersonaler Forschung. Jahresband 1 DKTP. Oldenburg. 3: 65-86

Buck, Harleah G. (2006) Spirituality. Concept Analysis and Model Development. In: Holistic Nursing Practice. 20, 6, 288-292.

Büssing, Arndt et al. (Hg.) (2006) Spiritualität, Krankheit und Heilung – Bedeutung und Ausdrucksformen der Spiritualität in der Medizin. Frankfurt.

Büssing, Arndt (2008) Spiritualität - inhaltliche Bestimmung und Messbarkeit. In: Prävention 31, 2, 35-37..

Büssing, Arndt et al. (2008) Adaptives Coping und Spiritualität als Ressource bei Krebspatienten. In: Prävention 31, 2, 51-53.

Büssing, Arndt (2011) Die Bedeutung von Religiosität und Spiritualität für chronisch Kranke. In: Klein, Constantin et al. (Hg.) (2011) Gesundheit - Religion - Spiritualität. Konzepte, Befunde und Erklärungsansätze. Weinheim, 189-213.

Büssing, Arndt/Kohls, Niko (Hg.) (2011) Spiritualität transdisziplinär. Wissenschaftliche Grundlagen im Zusammenhang mit Gesundheit und Krankheit. Berlin, Heidelberg.

Bütler, René (1995) Mystik der Welt. Quellen und Zeugnisse aus vier Jahrtausenden. Ein Lesebuch der mystischen Wahrheiten aus Ost und West. München.

Byrd, R.C. (1988) Positive therapeutic effects of intercessory prayer in a coronary care unit population. In: Sothern Medical Journal. 81, 826-829.

Capra, Fritjof (1982) Wendezeit. Bausteine für ein neues Weltbild. Bern.

Capra, Fritjof (1987a) Das neue Denken. Aufbruch zum neuen Bewusstsein. Die Entstehung eines ganzheitlichen Weltbildes im Spannungsfeld zwischen Naturwissenschaft und Mystik. Bern.

Capra, Fritjof (1987 b) Das Tao der Physik. Bern.

Comte-Sponville, André (2008) Woran glaubt ein Atheist? Spiritualität ohne Gott . Zürich.

Cousins, Ewert (ed.) (1980ff.) World Spirituality: An Encyclopedic History of the Religious Quest. 25 volumes, New York.

Cotton, Sian P. et al. (2000) Exploring the relationships among spiritual well-being, quality of life, and psychological adjustment in women with breast cancer. In: Psycho-Oncology. 8, 5, 429-438.

Cotton, Sian et al. (2006) Religion/spirituality and adolescent health outcomes: a review. In: Journal of Adolescent Health. 38, 472-480.

Csikszentmihalyi, Mihaly (2000) Das Flow-Erlebnis. Jenseits von Angst und Langeweile im Tun aufgehen. 8., unv. Aufl., Stuttgart.

Davidson, Richard .J. et al. (2003) Alterations in Brain and Immune function Produced by Mindfulness Meditation. In: Psychosomatic Medicine. 65, 4, 564-570.

Dethlefsen, Thorwald/Dahlke, Rüdiger (1983) Krankheit als Weg. Deutung und Be-Deutung der Krankheitsbilder. München.

Deutzmann, Hans (2002) Yoga als Gesundheitsförderung. Grundlagen, Methoden, Ziele und Rezeption. Books on Demand GmbH.

Dossey, Larry (1993) The Power of Prayer and the Practice of Medicine. San Francisco.

Dossey, Larry (1997) Be Careful With What You Pray For... You Just Might Get It. San Francisco.

Dürr, Hans-Peter/Panikkar, Raimon (2008) Liebe - Urquelle des Kosmos. Ein Gespräch über Naturwissenschaft und Religion. Freiburg.

Dürr, Hans-Peter (2010) Geist, Kosmos und Physik. Gedanken über die Einheit des Lebens. Amerang.

Dürr, Hans-Peter (2010a). Auch die Wissenschaft spricht nur in Gleichnissen. Die neue Beziehung zwischen Religion und Naturwissenschaften. Freiburg i.Brsg., 7. Auflage.

Duncker, Christian (2000) Verlust der Werte? Wertewandel zwischen Meinungen und Tatsachen. Wiesbaden.

Eckersley, R.M. (2007) Culture, spirituality, religion and health: looking at the big picture. In: Med J Aust. 186, S54-56.

Edwards, Mark G. (2010) Organisational Transformation for Sustainability. An Integral Metatheory. New York & London.

Eglin, Anemone et al. (2006) Das Leben heiligen. Spirituelle Begleitung von Menschen mit Demenz. Ein Leitfaden. Zürich.

Eglin, Anemone (2012) Spiritualität. In: Hefti, René/Bee, Jacqueline (Hg.) (2012) Spiritualität und Gesundheit. Ausgewählte Beiträge im Spannungsfeld zwischen Forschung und Praxis. Bern.

Eglin, Anemone (2012a) Spiritual Assessment SpASS: Ein Instrument zur kontinuierlichen Wahrnehmung der spirituellen Dimension in der Langzeitpflege. Zollikerberg.

Eglin, Anemone (2013) SpiL: Spiritualität in Institutionen der Langzeitpflege. Drei-Phasen-Modell für die Praxis zur Integration von Spiritualität in die Kultur einer Institution der Langzeitpflege. Bern: www.curaviva.ch.

Engel, George L. (1979) Die Notwendigkeit eines neuen biomedizinischen Modells: Eine Herausforderung der Biomedizin. In: H., Keupp. Normalität und Abweichung. München: 63-85.

Eriksson, Monica (2007a) Unravelling the Mystery of Salutogenesis. The evicence base of the salutogenic research as measured by Antonovsky's Sense of Coherence Scale. Folkhälsan Research Centre, Turku.

Esbjörn-Hargens, Sean (2009) Eine Übersicht integraler Theorie. Ein allumfassendes Bezugssystem für das 21. Jahrhundert. Übersetzung Rainer Weber. http://integralesleben.org, Download 15.5.2012

Esbjörn-Hargens, Sean/Zimmerman, Michael E. (2009) Integral ecology: Uniting multiple perspectives on the natural world. New York.

Esbjörn-Hargens, Sean et al. (2010a) (Hg.) Integral education: New directions in higher learning. Albany.

Esbjörn-Hargens, Sean (2010b) Integral Theory in Action: Applied, Theoretical, and Constructive Perspectives on the AQAL. Albany.

Europäische Union (1995) Copenhagen Declaration on Social Development www.visionoffice.com/socdev/wssdco-0.htm, Download Okt. 2007

Ewles, L./Simnett, I. (1999) Promoting health: a practical guide to health education. 4th edn. Edinburgh.

Fawcett, T.N./Noble, A. (2004) The challenge of spiritual care in a multifaith society experienced as a Christian nurse. In: J Clin Nurs.13, 2, 136-42

Fehlmann, Meret (2014) Das Internet als Heimat neuer Formen der Spiritualität - das Beispiel der feministischen Spiritualität. In: Anja Schöne/Helmut Groschwitz (Hg.) Religiosität und Spiritualität. Fragen, Kompetenzen, Ergebnisse. Münster, 305-320

Ferrell, Betty (2007) Meeting Spiritual Needs: What Is an Oncologist to Do? Editorial. In: Journal of Cllinical Oncology. 25, 5, 467f.

Frankl, Viktor E. (1972) Der Mensch auf der Suche nach Sinn. Stuttgart.

Frankl, Viktor E. (1978) Das Leiden am sinnlosen Leben. Freiburg.

Frankl, Viktor E. (1994) Logotherapie und Existenzanalyse. Texte aus sechs Jahrzehnten. Weinheim.

Frankl, Viktor E. (2002) ... trotzdem Ja zum Leben sagen. Ein Psychologe erlebt das Konzentrationslager. 22. Aufl., Bern.

Frankl, Viktor E./Kreuzer, F. (1986) Am Anfang war der Sinn München.

Franzkowiak, Peter (2003) Gesundheitswissenschaften / Public Health. In: BzgA, Bundeszentrale für gesundheitliche Aufklärung. Leitbegriffe der Gesundheitsförderung. Glossar zu Konzepten, Strategien und Methoden in der Gesundheitsförderung. Schwabenheim a. d. Selz, 4. erw. u. überarb. Aufl.: 121-126.

Franzkowiak, Peter/Sabo, Peter (1993) Dokumente der Gesundheitsförderung. Mainz.

Frick, Eckhard (2002) Glauben ist keine Wunderdroge. Hilft Spiritualität bei der Bewältigung schwerer Krankheit? In: Herder Korrespondenz. 56, 1, 41-46.

Frick, Eckhard (2010) Macht Glaube gesund? In: Hoff, Gregor Maria et al. (Hg.) Zwischen Ersatzreligion und neuen Heilserwartungen. Umdeutungen von Gesundheit und Krankheit. Freiburg i.Br., 65-81.

Frick, Eckhard/Roser, Traugott (Hg.) (2009) Spiritualität und Medizin. Gemeinsame Sorge für den kranken Menschen. Münchener Reihe Palliative Care. Palliativmedizin - Palliativpflege - Hospizarbeit, Band 4. Stuttgart

Frieden, Thomas (2010) A Framework for Public Health Action: The Health Impact Pyramid. In: American Journal of Public Health 100 (2010): 590-595.

Fuchs, Brigitte (2012) Eine bewegte Lebensphase. Selbststeuerung und Beratung in der Lebensmitte - Weichen zum guten Älterwerden. Merenschwand.

Gabriel, Karl (2010) Gesundheit als Ersatzreligion. Empirische Beobachtungen und theoretische Reflexionen. In: Hoff, Gregor Maria et al. (Hg.) Zwischen Ersatzreligion und neuen Heilserwartungen. Umdeutungen von Gesundheit und Krankheit. Freiburg i.Br., 25-43.

Gadamer, Hans-Georg (1993) Über die Verborgenheit der Gesundheit. Frankfurt.

Galek, K. et al. (2005) Assessing a patient's spiritual needs: a comprehensive instrument. In: Holist Nurs Pract. 19, 2, 62-69.

Galuska, Joachim (2000) Ziele stationärer Psychotherapie aus ganzheitlicher Sicht. In: Transpersonale Studien. 1, 149-157.

Galuska, Joachim (Hg.) (2014) Bewusstsein. Grundlagen, Anwendungen und Entwicklung. Berlin.

Gander, Marie-Louise (2007) Reserch about Spirituality, Religion and health in Great Britain. In: European Network of Research on Religion, Spirituality and Health. Newsletter. 2, 4 (October 2007), 14.

Gauthier, François/Martikainen, Tuomas (eds.) (2013) Religion in consumer society: Brands, consumers and markets. Ashgate

Gebser, Jean (1986) Ursprung und Gegenwart. 2. Aufl., München.

Geiss, Gerlinde (2006) Ars moriendi - Ars vivendi: Das Konzept der Lebenskunst in der Sterbebegleitung. In: Impulse für Gesundheitspsychologie und Public Health. Festschrift für Wilfried Belschner zu seinem 65. Geburtstag und seiner Emeritierung. Tübingen: 289-302.

Giacalone, Robert A./Jurkiewicz, Carole L. (Hg.) (2002) Handbook of Workplace Spirituality and Organizational Performance. New York.

Giddens, Anthony (1991) Modernity and self-identity. Self and society in the late modern age. Stanford.

Göpel, Eberhard (2004) Einleitung. In: Göpel, Eberhard. Gesundheit bewegt. Wie aus einem Krankheitswesen ein Gesundheitswesen entstehen kann. Frankfurt: 8-27.

Görnitz, Thomas/Görnitz, Brigitte (2007) Der kreative Kosmos. Geist und Materie aus Quanteninformation. Heidelberg.

Gottwald, Peter (2010) Moderne Spiritualität - die zeitgemässe Aktualisierung des Mystischen. Erfahrungen und Überlegungen im Kontext der Zentradition auf ihrem Weg in den Westen. Berlin.

Gräb, Wilhelm (Hg.) (2008) Individualisierung - Spiritualität - Religion. Transformationsprozesse auf dem religiösen Feld in interdisziplinärer Perspektive. Berlin.

Grof, Stanislav/Grof, C. (1990) Spirituelle Krisen. Chancen der Selbstfindung. München.

Grom Bernhard (2011) Spiritualität - die Karriere eines Begriffs: Eine religionspsychologische Perspektive. In: Spiritualität und Medizin. Gemeinsame Sorge für den kranken Menschen. Stuttgart, 12-17.

Grossmann, Paul et al. (2004) Mindfulness-based stress reduction and health benefits. A meta-analysis. In: Journal of Psychosomatic Research. 57, 35-43.

Hagen, Thomas/Raischl, Josef (2011) Allgemeine und spezielle Kompetenzen in Spiritual Care. In: Spiritualität und Medizin. Gemeinsame Sorge für den kranken Menschen. Stuttgart, 285-292.

Hale, Teresa (2006) What Is The Connection Between Spirituality And Medicine? www.merrynjose.com/artman/publish/printer_450.shtml, Download Mai 2007

Hamer, Dean (2006) Das Gottes-Gen. Warum uns der Glaube im Blut liegt. München.

Harris, W.S. et al. (1999) A randomized controlled trial of the effects of remote, intercessory prayer on outcomes in patients admitted to the coronary care unit. In: Arch Intern Med. 159, 2273-2278.

Hawks, S.R. (1994) Spiritual health: definition and theory. In: Wellness Perspectives. 10, 3-13.

Hawks, S.R. et al. (1995) Review of spiritual health: definition, role, and intervention strategies in health promotion. In: American Journal of Health Promotion. 9, 371-378.

Heelas, Paul et al. (2005) The Spiritual Revolution. Why religion is giving way to spirituality. London.

Hefti, René (2010) Spiritualität - die vierte Dimension oder der vergessene Faktor im biopsychosozialen Modell. In: Primary Care 2010, 10 (14), 259-260.

Hefti, René (2012) Spiritualität und Medizin. Ein empirischer Beitrag zur Spiritualitätsforschung. In: Kunz, Ralph/Kohli Reichenbach, Claudia (Hg.) Spiritualität im Diskurs. Spiritualitätsforschung in theologischer Perspektive. Zürich, 241-261.

Hefti, René/Bee, Jacqueline (Hg.) (2012) Spiritualität und Gesundheit. Ausgewählte Beiträge im Spannungsfeld zwischen Forschung und Praxis. Bern

Heidenreich, T./Michalak, J. (2003) Achtsamkeit ("Mindfulness") als Therapieprinzip in Verhaltenstherapie und Verhaltensmedizin. In: Verhaltenstherapie. 13, 264-274, www.psychologie.uni-oldenburg.de/21615.html, Download Oktober 2007.

Heider, John (1988) Tao der Führung. Laotses *Tao Te King* für eine neue Zeit. Basel.

Heiligenfeld Kliniken (2006) Religiöse und spirituelle Störungen. Patientenversion. Version Ll RSV 06.1 DGA. Klinikinterne Leitlinie. http://www.heiligenfeld.org/heiligenfeld/Leitlinien/Religioese_Stoerungen.pdf, Download Oktober 2007

Heim, Dieter (2006) Welche gesundheitlichen Wirkungen hat die Yoga-Praxis? - Ein Überblick zur empirischen Forschung. In: Impulse für Gesundheitspsychologie und Public Health. Festschrift für Wilfried Belschner zu seinem 65. Geburtstag und seiner Emeritierung. Tübingen: 219-230.

Heitlinger, Simone Anna (2005) Grenzerfahrung Spiritualität Was Mitarbeiterinnen und Mitarbeiter einer Langzeitpflege-Institution mit Spiritualität verbinden und welche Wirkung dies auf ihren Berufsalltag zeigt. Bern. *online verfügbar:* 2011 www.soziothek.ch.

Hell, Daniel (2010) Die Sprache der Seele verstehen. In: Kottnik, Klaus-Dieter K./Giebel Astrid (Hg.) Spiritualität in der Pflege. Göttingen, 74-88.

Hell, Daniel (2010a) Die Sprache der Seele verstehen. Die Wüstenväter als Therapeuten. Freiburg im Breisgau. 7. Auflage.

Heller, Birgit (2012) Wie Religionen mit dem Tod umgehen. Grundlagen für die interkulturelle Sterbebegleitung. Freiburg i.Br.

Heller, Birgit/Heller, Andreas (Hg.) (2014) Spiritualität und Spiritual Care. Orientierungen und Impulse. Bern.

Hellinger, Bert/ten Hövel, Gabriele (2007) Anerkennen was ist. Gespräche über Verstrickung und Lösung. München.

Hellmeister, G./Fach, W. (1998) Anbieter und Verbraucher auf dem Psychomarkt. Eine empirische Analyse. In: Deutscher Bundestag. Enquete-Kommission "Sogenannte Sekten und Psychogruppen". Neue religiöse und ideologische Gemeinschaften und Psychogruppen. Forschungsprojekte und Gutachten der Enquete-Kommission "Sogenannte Sekten und Psychogruppen". Hamm: 355-399.

Herrera Krebber, Christina (2014) Die Weisheit des Heilens - Von der Ethnomedizin zur Ganzheitsmedizin. The Wisdom of Healing - From Ethnomedicine to Holistic Medicine. Im Auftrag von INFOMED - Institut für Ganzheitsmedizin e.V, München.

Heusser, Peter (Hg.) (2002): Gesundheitsförderung – Eine neue Zeitforderung. Bern.

Heusser, Peter (Hg.) (2006) Spiritualität in der modernen Medizin. Bern.

Hilpert, Konrad (2011) Der Begriff Spiritualität. eine theologische Perspektive. In: Spiritualität und Medizin. Gemeinsame Sorge für den kranken Menschen. Stuttgart, 18-25.

Hinterberger, Thilo (2005) The Thought-Translation-Device (TTD): A General-Purpose Brain-Computer Communication System, Habilitationsschrift in der Medizinischen Fakultät der Universität Tübingen.

Holland, Jason M./Neimeyer, Robert A. (2005) Reducing the risk of burnout in end-of-life care settings: the role of daily spiritual experiences and training. In: Palliative & Supportive Care. 3, 173-181.

Holloway, M. (2006) Death the great leveller? Towards a transcultural spirituality of dying and bereavement. In: J Clin Nurs. 15, 7, 833-839.

Honer, Anne et al. (Hg.) (1999) Diesseitsreligion. Zur Deutung der Bedeutung moderner Kultur. Konstanz.

Honnefelder, Ludger (2010) Gesundheit - unser höchstes Gut? Anthropologische und ethische Überlegungen. In: Hoff, Gregor Maria et al. (Hg.) Zwischen Ersatzreligion und neuen Heilserwartungen. Umdeutungen von Gesundheit und Krankheit. Freiburg i.Br., 111-127.

Höpflinger, François (2005) Gerotranszendenz und Generativität im höheren Lebensalter - neue Konzepte für alte Fragen. In: Bäurle, Peter et al. Spiritualität und Kreativität in der Psychotherapie mit älteren Menschen. Bern: 156-161.

Hossli, Peter (2007) Ändern sich die Lebensumstände, ändern sich die Werte. In: bulletin spezial. Das Magazin der Credit Suisse. Januar 2007, 14-17.

Hoyman, H.S. (1966) The spiritual dimension of man's health in today's world. In: Journal of Sch Health. 36, 2, 52-63.

Huber, Stefan (1996) Dimensionen der Religiosität. Skalen, Messmodelle und Ergebnisse einer empirisch orientierten Religionspsychologie. Bern.

Huber, Stefan (2003) Zentralität und Inhalt. Ein neues multidimensionales Messmodell der Religiosität. Opladen.

Huber, Stefan (2011) Religiosität in Deutschland, Österreich und der Schweiz. In: Klein, Constantin et al. (Hg.) Gesundheit - Religion - Spiritualität. Konzepte, Befunde und Erklärungsansätze. Weinheim, 163-187.

Huguelet, Philippe/Koenig Harald G. (eds.) (2009) Religion and spirituality in psychiatry - what clinicians need to know. New York. Online verfügbar:www.psychiatry.ru/siteconst/userfiles/file/englit/Philippe%20Huguelet%20MD%20(Author), %20Harold%20G.%20Koenig%20MD%20(Author)%20-%20Religion%20and%20Spirituality%20in %20 Psychiatry.pdf.

Hurrelmann, Klaus (1988) Sozialisation und Gesundheit. Somatische, psychische und soziale Risikofaktoren im Lebenslauf. Weinheim.

Hurrelmann, Klaus (2003) Determinanten von Gesundheit. In: BzgA, Bundeszentrale für gesundheitliche Aufklärung. Leitbegriffe der Gesundheitsförderung. Glossar zu Konzepten, Strategien und Methoden in der Gesundheitsförderung. Schwabenheim a. d. Selz, 4. erw. u. überarb. Aufl.: 26-28.

Hurrelmann, Klaus/Razum, Oliver (Hg.) (2012) Handbuch Gesundheitswissenschaften. 5., vollständig überarbeitete Auflage, Weinheim.

Hüther, Gerald (2008) Die biologischen Grundlagen der Spiritualität. In: Ders. et al. (Hg.) Damit das Denken Sinn bekommt. Spiritualität, Vernunft und Selbsterkenntnis. Mit Texten des Dalai Lama. Freiburg i.Br., 25-37.

Hüther, Gerald/Spannbauer, Christa (2012) Connectedness - Warum wir ein neues Weltbild brauchen. Bern.

Illés, Claudia/Abel, Thomas (2002) Psychische Gesundheit. Eine qualitative Studie im Rahmen des Projekts Nationale Gesundheitspolitik Schweiz. Bern.

Impulse für Gesundheitspsycholgie und Public Health (2006) Festschrift für Wilfried Belschner zu seinem 65. Ge-burtstag und seiner Emeritierung. Tübingen.

Jacobi, Jolande (1978) Die Psychologie von C.G. Jung. Eine Einführung in das Gesamtwerk. Frankfurt.

Jacobowitz, Susanne (2014) Spannungsfeld Spiritualität - Wissenschaft. Hintergrundanalysen zum problematischen Stand von Spiritualität in den Humanwissenschaften. Sternenfels.

Jain et al. (2012) Shortcut to Nirvana - Religion und Spiritualität als traditionelles Reisemotiv in Indien. In: Hopfinger Hans et al. (Hg.) Kulturfaktor Spiritualität und Tourismus. Sinnorientierung als Strategie für Destinationen. Berlin, 157 - 168.

Jakob, Beate/Bartmann, Peter (2013) Gesundheit und Gesundheitsförderung: Ansätze zur Integration der spirituellen Dimension in Konzepte und die Arbeit der WHO. In: Armbruster, Jürgen et al. (Hg.) (2013) Spiritualität und seelische Gesundheit. Köln.

Jakob, Beate/Laepple, Ulrich (2014) Gesundheit, Spiritualität und Heilung. Heilende Dienste in Kirche, Diakonie und weltweiter Ökumene. Neukirchen-Vluyn.

Jäger, P. Willigis (1991) Suche nach dem Sinn des Lebens. Bewusstseinswandel durch den Weg nach innen. Petersberg.

James, William (1997) Die Vielfalt religiöser Erfahrung. Eine Studie über die menschliche Natur. Frankfurt.

Jorm, A.F. et al. (2006) Research on mental health literacy: what we know and what we still need to know. In: Australian and New Zealand Journal of Psychiatry. 40, 1, 3-5.

Kabat-Zinn, Jon (1991) Gesund und stressfrei durch Meditation. Das grosse Buch der Selbstheilung. Bern.

Kairies, Klaus (2007) Stressbewältigung durch Entwicklung von Spiritualität im Sinne einer religionsunabhängigen Erfahrung. Ein Konzept zur Verbesserung von Wettbewerbsfähigkeit und Steigerung von Produktivität in Unternehmen. Hannover.

Kakar, Sudhir (1982) Shamans, Mystics and Doctors: A Psychological Inquiry into India and its Healing Tradition. New York.

Kessler Claudia/Steinmann Ralph (2015) Gesundheitsförderung im Alter in der Hausarztpraxis - sechs Fachartikel in Kürze. Submitted and accepted for publication to PrimaryCare.

Kickbusch, Ilona (2006) Die Gesundheitsgesellschaft. Megatrends der Gesundheit und deren Konsequenzen für Politik und Gesellschaft. Gamburg.

Kickbusch, Ilona (2007) Die Gesundheitsgesellschaft. Präsentation an der Fachhochschule Nordwestschweiz in Olten, März 2007. Olten.

Kickbusch, Ilona (2007a) Mental Health Literacy. Präsentation am 2. Netzwerktreffen Bündnis gegen Depression vom 12.4.2007. Bern.

Kickbusch, Ilona/Hartung, Susanne (2014) Die Gesundheitsgesellschaft. Konzepte für eine gesundheitsförderliche Politik. 2., vollständig überarbeitete Auflage. Bern.

Kilpatrick, Shelley et al. (2005) A Review of Spiritual and Religious Measures in Nursing Research Journals: 1995 - 1999. In: Journal of Religion and Health. 44, 1, 55-66.

Klein, Constantin et al. (Hg.) (2011) Gesundheit - Religion - Spiritualität. Konzepte, Befunde und Erklärungsansätze. Weinheim.

Klinik SGM Langenthal (Stiftung für ganzheitliche Medizin) (2003) Unser Therapiekonzept. www.klinik-sgm.ch/index.php?id=56 Downl. März 2007

Knoblauch, Hubert/Soeffner, Hans-Georg (Hg.) (1999) Todesnähe. Wissenschaftliche Zugänge zu einem aussergewöhnlichen Phänomen. Konstanz.

Knoblauch, Hubert (2009) Populäre Religion. Auf dem Weg in eine spirituelle Gesellschaft. Frankfurt a.M.

Koch-Göppert, Gudrun (2006) Achtsames Forschen - Die Dimension des Bewusstseins. In: Impulse für Gesundheitspsycholgie und Public Health. Festschrift für Wilfried Belschner zu seinem 65. Geburtstag und seiner Emeritierung. Tübingen: 231-242.

Koch-Göppert, Gudrun/Belschner, Wilfried (2009) Dimensionen wissenschaftlichen Forschens. Psychologie des Bewusstseins, Band 10. Hamburg

Koenig, Harold G. (2006) In the wake of disaster: religious responses to terrorism and catastrophe. Philadelphia.

Koenig, Harald G. (2007) Spirituality and Depression: A Look at the Evidence. In: Southern Medical Journal. 100, 7, 737-739.

Koenig, Harald G. (2007a) Spirituality in Patient Care. 2. Aufl., Philadelphia.

Koenig, Harald G. et al. (2012) Handbook of Religion and Health. Oxford. 2., vollständig überarbeitete Auflage.

Koenig, Harald G. (2012) Spiritualität in den Gesundheitsberufen. Ein praxisorientierter Leitfaden. Stuttgart.

Körtner, Ulrich H.J. et al. (2009) Spiritualität, Religion und Kultur am Krankenbett. Wien.

Kohli Reichenbach, Claudia (2011) Gleichgestaltet dem Bild Christi. Kritische Untersuchungen zur geistlichen Begleitung als Beitrag zum Spiritualitätsdiskurs. Berlin/Boston.

Kohli Reichenbach, Claudia (2014). Spiritualität im Care-Bereich. Begriffsklärungen zu Palliative Care, Spiritual Care und Spiritualität. In: Noth, Isabelle/Kohli Reichenbach, Claudia (Hg.) Palliative und Spiritual Care. Aktuelle Perspektiven in Medizin und Theologie. Zürich, 11-22.

Kohls, Nikola Boris/Sommer, Andreas (2006) Die akademische Psychologie am Scheideweg: Positivistische Experimentalpsychologie und die Nemesis der Transzendenz. In: Büssing, Arndt et al (Hg.). Spiritualität,

Krankheit und Heilung – Bedeutung und Ausdrucksformen der Spiritualität in der Medizin. Frankfurt: 183-217.

Kohls, Nikola Boris/Walach, Harald (2006) Exceptional experiences and spiritual practice: a new measurement approach In: Spirituality and Health International. 7, 125-150.

Kottnik, Klaus-Dieter K./Giebel Astrid (Hg.) (2010) Spiritualität in der Pflege. Göttingen.

Krupski, Tracey L. et al. (2005) Spirituality influences health related quality of life in men with prostata cancer. In: Psycho-Oncology 15, 2, 121-131

Kruse, Andreas (2005) Zur Religiosität und Spiritualität im Alter. In: Bäurle, Peter et al. (Hg.) Kreativität, Spiritualität und Psychotherapie. Bern, 30-45.

Kübler-Ross, Elisabeth (2002) Über den Tod und das Leben danach. 10. Auflage, Güllesheim.

Küng, Hans (1990) Projekt Weltethos. München.

Kunz, Ralph (Hg.) (2007) Religiöse Begleitung im Alter: Religion als Thema der Gerontologie. Zürich.

Kunz, Ralph (2009) Was ist Religionsgerontologie? In: Klie, Thomas/ Kumlehn, Martina (Hg.) Aging – Anti-Aging – Pro-Aging. Altersdiskurse in theologischer Deutung, Stuttgart: 9-32.

Kunz, Ralph/Kohli Reichenbach, Claudia (Hg.) (2012) Spiritualität im Diskurs. Spiritualitätsforschung in theologischer Perspektive. Zürich

Kunz, Ralph (2014) Alles hat seine Zeit: Theologisches zum Alter(n). www.alleshatseinezeit.ch (Zugriff 16. März 2015).

Lehle, Georg (2002) Zusammenfassung des Buches "Weltethos" von Hans Küng. http://bio-event.de/weltethos.htm, Download Oktober 2007

Lehtinen, Ville et al. (2005) The Intrinsic Value of Mental Health. Chapter 4. In. Promoting Mental Health: Concepts, Emerging Evidence, Practice. Geneva, WHO: 46-58.

Lengsfeld, Peter (2005) Mystik - Spiritualität der Zukunft. Erfahrung des Ewigen. P. Willigis Jäger OSB zum 80. Geburtstag. Freiburg.

Leutwyler, Samuel/Nägeli, Markus (Hg.) (2006) Spiritualität und Wissenschaft. Forum für Universität und Gesellschaft, Universität Bern.

Levin, Jeff (2003) Spiritual determinants of health and healing: an epidemiologic perspective on salutogenic mechanisms. In: Altern Ther Health Med. 9, 6, 48-57.

Levin, Jeff (2001a) God, Faith, and Health: Exploring the Spirituality-Healing Connection. New York.

Levin, Jeff (2001b) Etiology recapitulates ontology: reflections on restoring the spiritual dimension to models of the determinants of health. In: Subtle Energies and Energy Medicine. 12, 17-37.

Levin, Jeff (2003) Spiritual determinants of health and healing: an epidemiologic perspective on salutogenic mechanisms. In: Altern Ther Health Med. 9, 6, 48-57.

Levin, Jeff/Steele, L. (2005) The transcendent experience: conceptual, theoretical, and epidemiologic perspectives. In: Explore. 1, 2, 89-101.

Levin, Jeff/Vanderpool, Harold Y. (1987) Is frequent religious attendance really conducive to better health?: Toward an epidemiology of religion. In: Soc Sci Med. 24, 589-600.

Lin, H. R./Bauer-Wu, S. M. (2003) Psycho-spiritual well-being in patients with advanced cancer: an integrative review of the literature. In: J Adv Nurs. 44, 1, 69-80.

Lommel/Pim van (2009) Endloses Bewusstsein. Neue medizinische Fakten zur Nahtoderfahrung. Osterfildern, 6. Auflage.

Luckmann, Thomas (1991) Die unsichtbare Religion. Mit einem Vorwort von Hubert Knoblauch. Frankfurt am Main.

MacLaren, J. (2004) A kaleidoscope of understandings: Spiritual nursing in a multi-faith society. In: J Adv Nurs. 45, 5, 457-462.

Manzeschke, Arne (2012) Spiritualität und Ökonomie - Fundamentalethische Überlegungen zu ihrer diakonischen Verhältnisbestimmung. In: Schoenauer, Hermann (Hg.) Spiritualität und innovative Unternehmensführung. Stuttgart, 552-570.

Martin, Jean (2013) Wisenschaft und Spiritualität - sich gemeinsam auf die Suche begeben. Gespräche mit dem Dalai Lama in der Schweiz. In: Schweizerische Ärztezeitung 2013, 94: 19/20.

Maslow, Abraham H. (1985a) Psychologie des Seins. Ein Entwurf. Frankfurt.

Maslow, Abraham H. (1985b) Eine Theorie der Metamotivation. In: Walsh, Roger/Frances Vaughan. Psychologie in der Wende. Bern: 143-152

Mattig, Thomas (2012) Gesundheit braucht Freiheit. Gespräche. Norderstedt.

Mayer, G. (2003) Über Grenzen schreiben. Presseberichterstattung zu Themen aus dem Bereich der Anomalistik und der Grenzgebiete der Psychologie in den Printmedien SPIEGEL, BILD und BILD AM SONNTAG. In: Zeitschrift für Anomalistik. 3, 1, Abstract.

Metzinger, Th. (2006) Preis der Selbsterkenntnis. Beschert uns die Hirnforschung mit einem neuen naturalistischen Menschenbild auch das Ende der Religion? In: Geist & Gehirn, 7-8, 42-49.

Meyerhoff, Jeff (2010) Bald Ambition. A Critique of Ken Wilber's Theory of Everything. Breinigsville, PA.

MGB-Koordinationsstelle der Klubschulen (2007) Wellness & Fitness Fachausbildungen. Zürich.

Miller, Lisa J. (ed.) (2012) The Oxford handbook of psychology and spirituality. New York.

Miner-Williams, Denise (2006) Putting a puzzle together: making spirituality meaningful for nursing using an evolving theoretical framework. In: Journal of Clinical Nursing. 15, 7, 811-821. www.ncbi.nlm.nih.gov, Download Mai 2007.

Mohrmann, Ruth-E. (Hg.) (2010) Alternative Spiritualität heute. Münster.

Monod, Stéfanie et al. (2010) The Spiritual Needs Model: Spirituality Assessment in the Geriatric Hospital Setting. In: Journal of Religion, Spirituality & Aging, 22: 4, 271-282.

Morgenthaler, Christoph/Noth, Isabelle (2011) Eine kulturell sensible Religionspsychologie und klinische Beratungspsychologie - Wunsch oder Wirklichkeit? In: Noth, Isabelle et al. (Hg.) Pastoralpsychologie und Religionspsychologie im Dialog. Pastoral Psychology and Psychology of Religion in Dialogue. Stuttgart, 136-154.

Morin, Estelle M. (2000) Bilan de la recherche sur le sens du travail. Cahier de recherche no 00-31. HEC, Montréal.

Müller, Sabine et al. (Hg.) (2009) Chancen und Risiken der Neurowissenschaften. Berlin.

Murken, Sebastian (1998) Gottesbeziehung und psychische Gesundheit. Münster.

Naidoo, Jennie/Wills, Jane (2003) Lehrbuch der Gesundheitsförderung. Umfassend und anschaulich mit vielen Beispielen und Projekten aus der Praxis der Gesundheitsförderung. Köln.

Naranjo, Claudio/Ornstein, Robert E. (1976) Psychologie der Meditation. Frankfurt.

National Advisory Council on Aging, Government of Canada (2004) Ageing and the Meaning of Life. In: Expression. 8, 4, 1-14, www.naca-ccnta.ca/expression/8-4/exp_8-4_e.htm, Download Januar 2007.

National Center for Complementary and Alternative Medicine (2005 a) Mind-body Medicine: An Overview. www.nccam.nih.gov/health/ backgrounds/mindbody.htm, Download Juni 2007

National Center for Complementary and Alternative Medicine, National Institutes of Health, U.S. Department of Health and Human Services, (2005 b) Prayer and Spirituality in Health: Ancient Practices, Modern Science. In: CAM at the NIH. Focus on Complementary and Alternative Medicine. 12, 1, 1-4, http://nccam.nih.gov/news/newsletter/2005_winter/prayer.htm, Download Oktober 2007.

Nefiodow, L.A. (1999) Wirtschaftslokomotive Gesundheit. In: Conturen. 4, 28-35.

Newberg, Andrew B./Waldman, Mark Robert (2009). How God Changes Your Brain: Breakthrough Findings from a Leading Neuroscientist. New York.

Nolan, Steve et al. (2011) Spiritual Care in Palliative Care. Working towards an EAPC Task Force. IN: European Journal for Palliative Care 18, 2011, 86-89.

Noth, Isabelle et al. (Hg.) (2011) Pastoralpsychologie und Religionspsychologie im Dialog. Pastoral Psychology and Psychology of Religion in Dialogue. Stuttgart.

Noth, Isabelle/Kohli Reichenbach (2014) Palliative und Spiritual Care. Aktuelle Perspektiven in Medizin und Theologie. Zürich.

Oberhänsli, Rolf (2007) Burnout: Massnahmen dagegen (unveröffentlichte PP-Präsentation). Rheinfelden.

Olibet, Edith (2006) Laudatio anlässlich der Verleihung des Integrationspreises der Stadt Bern 2006 an den Verein "Haus der Religionen - Dialog der Kulturen". Bern (www.haus-der-religionen.ch/de/themen - Download 20.3.2015).

Otto, Rudolf (1917) Das Heilige. Über das Irrationale in der Idee des Göttlichen und sein Verhältnis zum Rationalen.

Paloutzian, R.F./Park, L. (2005) Handbook of the psychology of religion and spirituality. New York & London

Pargament, Kenneth I. (1997). The psychology of religion and coping: Theory, research, practice. New York

Pechlaner, Harald et al. (Hg.) (2012) Wirtschaftsfaktor Spiritualität und Tourismus. Ökonomisches Potenzial der Werte- und Sinnsuche. Berlin.

Peng-Keller, Simon (2010) Einführung in die Theologie der Spiritualität. Darmstadt.

Peng-Keller, Simon (2012) Geistbestimmtes Leben. Spiritualität. Studiengang Theologie, Band XI, Zürich.

Peng-Keller, Simon (2014) Zur Herkunft des Spiritualitätsbegriffs. Begriffs- und spiritualitätsgeschichtliche Erkundungen mit Blick auf das Selbstverständnis von Spiritual Care. In: Spiritual Care 1/2014.

Perrig-Chiello, Pasqualina (2007) In der Lebensmitte. Die Entdeckung des mittleren Lebensalters. Zürich.

Perrig-Chiello, Pasqualina (2011) Glücklich oder bloss zufrieden? Hintergründe und Fakten zum Paradoxon des Wohlbefindens im Alter. In: Holenstein, André et al. (Hg.) Glück. Bern, 241-255.

Pfeifer, Samuel (2014) Spiritualität in der Psychiatrie. In: Spiritualität in der Psychiatrie. Zeitschrift der Schweizerischen Stiftung Pro Mente Sana, 2/2014, 6 - 8.

Pieringer, Christina (2005) Spiritualität und Gesundheit. In: Ursache & Wirkung. 53, September 2005, 28-33, http://www.ursache.at/website/ output.php?uw=1839&idcontent=1196 Download Januar 2007.

Pilzer, Paul Zane (2007) The New Wellness Revolution - How to Make a Fortune in the Next Trillion Dollar Industry. Wiley Press.

Piron, Harald (2003) Meditation und ihre Bedeutung für die seelische Gesundheit. Oldenburg.

Piron, Harald (2006) Die Dimension des Bewusstseins in der Meditation und in der Verhaltenstherapie. In: Impulse für Gesundheitspsychologie und Public Health. Festschrift für Wilfried Belschner zu seinem 65. Geburtstag und seiner Emeritierung. Tübingen: 243-262.

Prothero, Stephen R. (2007) Religious Literacy: What Every American Needs to Know - And Doesn't. San Francisco.

Puchalski, Christina M. (2001) The Role of Spirituality in Health and Illness. http://fact.gwumc.edu/cehp/grandrounds/grdtl2.cfm?ArchiveID=4, Download Mai 2007.

Puchalski, Christina M. (2006) A Time for Listening and Caring. Spirituality and the Care of the Chronically Ill and Dying. Oxford University Press.

Puchalski, Christina M./Larson, D.B. (1998) Developing curricula in spirituality and medicine. In: Acad. Med. 73, 970-974.

Puchalski, Christina M. et al. (2012) Oxford textbook of spirituality in healthcare. Oxford.

Puntas Bernet, Daniel (2006) Spirituelle Anleitung zum Chefsein. In einem Hotel in der Zürcher Agglomeration lernen Führungskräfte, wie sie dank Spiritualität bessere Manager werden - von einem Abt und einem mongolischen Schamanen. In: NZZ am Sonntag. 22.10.2006, 43.

Quality of Life Research Unit (2002) Quality of Life. Models and instruments. "www.utoronto.ca/qol/profile/adultVersion.html, Downl. Okt. 2007

Ravindra, Ravi (1991) In the beginning is the dance of love. In: Ravindra, Ravi. Science and Spirit. New York: 305-328.

Reading Entertainment Group, LLC (2007) Spirituality & Health: The Soul/Body Connection "www.spiritualityhealth.com/newsh/items/home/ item_216.html, Download Oktober 2007.

Reich, K.H. (2003) Spiritualität, Religiosität und Gesundheit. In: Forschende Komplementärmedizin und Klassische Naturheilkunde / Research in Complementary and Classical Natural Medicine. 10, 269-275.

Reiter, Alfons/Bucher, Anton (2009) Psychologie - Spiritualität . Interdisziplinär. 2. Auflage, Eschborn/Frankfurt a.M.

Renz, Monika (2003) Grenzerfahrung Gott. Spirituelle Erfahrungen in Leid und Krankheit. Freiburg.

Renz, Monika (2005) Zeugnisse Sterbender. Todesnähe als Wandlung und letzte Reifung. Paderborn.

Renz, Monika (2006) Ein Heilmittel namens "Spiritualität"? Vom Versuch, die therapeutische Wirkung immaterieller Kräfte zu quantifizieren. In: Neue Zürcher Zeitung. 6.5.2006, 75, www.senologie-kssg.ch/ documents/spiritualität.pdf, Download Oktober 2007

Renz, Monika (2014a) Hinübergehen. Was beim Sterben geschieht: Annäherungen an letzte Wahrheiten unseres Lebens. Freiburg i.Br., 5. Auflage.

Renz, Monika (2014b) Hoffnung und Gnade: Erfahrung von Transzendenz in Leid und Krankheit - Spiritual Care. Freiburg i.B.

Riedner, Carola/Hagen, Thomas (2011) Spirituelle Anamnese. In: Spiritualität und Medizin. Gemeinsame Sorge für den kranken Menschen. Stuttgart, 234-241.

Rohrer, Achim (2013) Das Kreuz mit der Spiritualität. Meine abenteuerliche Reise durch den Kosmos des Glaubens und Hoffens. Neckenmarkt.

Roof, Wade Clark (1994) A Generation of Seekers. The Spiritual Journeys of the Baby Boom Generation. San Francisco.

Roser, Traugott (2007) Spiritual Care. Ethische, organisationale und spirituelle Aspekte der Krankenhausseelsorge. Ein praktisch-theologischer Zugang. Stuttgart.

Roser, Traugott (2012) Spiritualität und Gesundheit. Überlegungen zur Bedeutung eines unbestimmbaren Begriffs im interdisziplinären Diskurs. In: Kunz, Ralph/Kohli Reichenbach, Claudia (Hg.) Spiritualität im Diskurs. Spiritualitätsforschung in theologischer Perspektive. Zürich, 227-240.

Rousseau, Paul (2000) Spirituality and the Dying Patient. Art of Oncology: When the Tumor is Not the Target. In: Journal of Clinical Oncology. 18, 9, 2000-2002 http://jco.ascopubs.org/cgi/content/full/18/9/2000, Down-load 2007.

Rüfenacht, Kurt/Rüfenacht, Margrit (2007) Kraftorte der Schweiz. http://kraftorte.webshopbau.ch/, Download Oktober 2007.

Ruhland, Renate (2008) Spiritualität im Alter. Eine theoretische Grundlegung. Eschborn/Frankfurt a.M.

Rumbold, B.D. (2007) A review of spiritual assessment in health care practice. In: Med J Aust. 186, S60-62.

Ryff, Carol D./Singer, B. (1998) The Contours of positive human health. In: Psychological Inquiry. 9, 1-28.

Saunders, Cicely (1988) Spiritual pain. In: Journal of Palliative Care, 4(3) sept, 29-32.

Saunders, Cicely (2009) Sterben und Leben: Spiritualität in der Palliative Care. Zürich (Original: Watch with Me. Inspiration for a Life in Hospice Care. Lancaster 2003).

Saxena, Shekhar et al. (2002) Cross-cultural quality of life assessment at the end of life: a commentary. In: The Gerontologist. 42 (special issue III), 81-85.

Scharfetter, Christian (1997) Der spirituelle Weg und seine Gefahren. 4., erweiterte Auflage, Stuttgart.

Scheibler-Meissner et al. (2006) Vorwort. In: Impulse für Gesundheitspsychologie und Public Health. Festschrift für Wilfried Belschner zu seinem 65. Geburtstag und seiner Emeritierung. Tübingen: 7-11.

Schmid, Wilhelm (2013) Dem Leben Sinn geben. Frankfurt a.M.

Schmidt, Stefan/Walach, Harald (Hg.) (2014) Meditation. Neuroscientific Approaches and Philosophical Implications. Studies in Neuroscience, Consciousness and Spirituality Volume 2, Dordrecht.

Schmitz, Ulrich/Zwierlein, Eduard (2009) Management und Spiritualität. Ein Erfahrungs- und Arbeitsbuch. Würzburg.

Schnell, Tatjana (2009) Religiosität - Zur Psychologie des Lebenssinns. 2., überarbeitete Neuauflage. Lengerich.

Schnell, Tatjana (2011). Religiosität und Spiritualität als Quellen der Sinnerfüllung. In Klein, Constantin et al. (Hg.), Gesundheit - Religion - Spiritualität. Konzepte, Befunde und Erklärungsansätze. Weinheim, 259-271.

Schoenauer, Hermann (Hg.) (2012) Spiritualität und innovative Unternehmensführung. Stuttgart.

Schwartz, Friedrich Wilhelm (2013) Gesundheit und Spiritualität? In: Breitenstein, Urs (Hg.) 49. Aenas-Silvius-Vorlesung an der Universität Basel, Spiritualität, 97-114, Basel.

Schwarzer, Ralf (1992) Psychologie des Gesundheitsverhaltens. Göttingen.

Schweizer Fernsehen SF1 (2007) Schlank dank Gottvertrauen. In den USA gibt es einen neuen Diät-Trend. Gläubige Amerikaner specken mit Gottes

Hilfe ab und ergänzen gesunde Ernährung mit dem Bibelstudium. Sendung "10 vor 10" vom 30.3.2007: www.sf.tv/sf1/10vor10/index.php?docid =200 70330, Download Oktober 2007. Zürich.

Schweizerische Gesellschaft für Gerontologie, Arbeitsgruppe Ethik und Spiritualität (2007) Die spirituelle Dimension braucht Raum. Eine Handreichung zum Erkennen und Beachten von spirituellen Bedürfnissen alter Menschen in Abhängigkeit. Bern.

Seligman, Martin E.P./Csikszentmihalyi, M. (2000) Positive psychology. An introduction. In: American Psychologist. 55, 5-14.

Seligman, Martin E.P. (2011) Flourish. A New Understanding of Happiness and Well-Being - and How to Achieve Them. London.

Sicher, F. et al. (1998) A randomized double-blind study of the effect of distant healing in a population with advanced AIDA: report of a small scale study. In: West J Med. 169, 356-363.

Simon-Wagenbach, Helga (2005) Die Mystik des Yoga. Ein integrativer und zukunftsweisender Erfahrungsweg. In: Lengsfeld, Peter. Mystik - Spiritualität der Zukunft. Erfahrung des Ewigen. P. Willigis Jäger OSB zum 80. Geburtstag. Freiburg: 219-233.

Sinclair, Shane et al. (2006) A Thematic Review of the Spirituality Literature within Palliative Care. In: Journal of Palliative Medicine.9, 2, 464-479

Singleton, Mark (2010) Yoga Body. The Origins of Modern Posture Practice. Oxford.

Singleton, Mark/Mallinson, James (eds.) (in preparation) The Roots of Yoga: A Sourcebook from the Indic Traditions.

Smith, Ben J. et al. (2006) WHO Health Promotion Glossary: new terms. In: Health Promotion International. 21, 4, 340-345.

Sperling, U. (2004) Religiosität und Spiritualität im Alter. In: Kruse, Andreas/Mike Martin. Enzyklopädie der Gerontologie. Alternsprozesse in multidisziplinärer Sicht. Bern: 627-642.

Sponsel, Rudolf (2006) Spiritualität. Eine psychologische Untersuchung. www.sgipt.org/wisms/gb/spirit0.htm#Sinn, Download Oktober 2007

Steffen, Sibyll (2003) Religiosität als Ressource des Wohlbefindens im Alter? Eine empirische Untersuchung zur Religiosität aus sozial-psychologischer Perspektive (Lizentiatsarbeit, Psychologisches Institut der Universität Zürich, Sozialpsychologie). Bern, Edition Soziothek.

Steinmann, Ralph Marc (1986) Guru-Śiṣya-Saṃbandha: Das Meister-Schüler-Verhältnis im traditionellen und modernen Hinduismus. Wiesbaden. Open Access: http://crossasia-books.ub.uni-heidelberg.de/.

Steinmann, Ralph Marc (2005) Psychische Gesundheit - Stress. Wissenschaftliche Grundlagen für eine nationale Strategie zur Stressprävention und Förderung psychischer Gesundheit in der Schweiz. Bern und Lausanne (www.gesundheitsfoerderung.ch).

Steinmann, Ralph Marc (2011) Zur Begriffsbestimmung von Spiritualität. Eine experimentelle, integrativabgleichende Gegenüberstellung von zwei Definitionen. In: Büssing, Arndt/Kohls, Niko (Hg.) Spiritualität transdisziplinär. Wissenschaftliche Grundlagen im Zusammenhang mit Gesundheit und Krankheit. Berlin, Heidelberg: 37-52.

Stolz, Jörg (2005) Der Erfolg der Spiritualität. Gesellschaftsentwicklung und Transzendenzerfahrung am Beispiel der Schweiz. In: Leutwyler, Samuel/Nägeli, Markus (Hg.) Spiritualität und Wissenschaft. Zürich, 121-132.

Stolz, Jörg et al. (2014) Religion und Spiritualität in der Ich-Gesellschaft. Vier Gestalten des (Un-)Glaubens. Zürich.

Streib, Heinz/Hood, Ralph W. (im Druck) Semantics and Psychology of "Spirituality". A Cross-cultural Analysis Comparing Germany and America. Dordrecht.

Stuckelberger, Astrid (2008) Anti-Ageing Medicine: Myths and Chances, results of a global and national study for the Swiss confederation innovation and technology Department (www.ta-swiss.ch). Zurich.

Stuckelberger, Astrid (2014) Public Mental Health and Happiness: Challenges and Benefits for society and the economy. Presentation at the Swiss Public Health Conference 2014 «Public Mental Health», Olten (http://sph14.organizers-congress.ch/downloads; Download 20.3.2015)

Stuckelberger, Astrid (2015) Spirituality and Religion. Sammlung aller Internationalen Initiativen sowie der UNO und UNO-nahestehender NGO: https://sites.google.com/site/stuckelberger/spirituality-religion (Zugriff 21. 4.2015).

Stucki, Hans-Rudolf (2014) Spiritualität wiederentdecken. Kindern und Jugendlichen neue Lebensräume öffnen. Luzern.

Stulz, Peter (2007) Lässt sich die Regel des hl. Benedikt auf das moderne Management anwenden? Teile 1 und 2. In: Schweizerische Ärztezeitung. 88, 42 bzw. 43, 1782-1784 bzw. 1820-1825.

Tart, Ch. T. (1978) Transpersonale Psychologie. Olten.

Tausch, A.-M. (1981) Gespräche gegen die Angst. Reinbek.

Thuné-Boyle, Ingela et al. (2006) Do religious/spiritual coping strategies affect illness adjustment in patients with cancer? A systematic review of the literature. In: Social Science & Medicine. 63, 151-164.

Tornstam, Lars (1996) Gerotranscendence - a theory about maturing in old age. In: Journal of Aging and Identity, 1: 37-50.

Tornstam, Lars (1997) Gerotranscendence: the contemplative dimensions of aging. In: Journal of Aging Studies, 11, 2: 143-154.

Treiber, Angela (2010) Religion und neue virtuelle Welten. Ein Beitrag zu inter- und transdisziplinären Fragestellungen um "Online-Religion" und

"Cyber-Spiritualität". In: Mohrmann, Ruth-E. (Hg.) Alternative Spiritualität heute. Münster, 69-92.

Tu, M.S. (2006) Illness: an opportunity for spiritual growth. In: Journal of Alternative Complementary Medicine. 12, 10, 1029-1033.

Tuck, Inez et al. (2006) Spirituality and Stress Management in Healthy Adults. In: Journal of Holistic Nursing. 24, 245-253.

Underhill, Evelyn (1973) Mystik. Eine Studie über die Natur und Entwicklung des religiösen Bewußtseins im Menschen. Bietigheim (Nachdruck v.: München, 1928).

Underwood-Gordon, L.G. (1999) A working model of health: spirituality and religiousness as resources: applications to people with disability. In: Journal of Religion, Disability and Health. 3, 3, 51-77.

Urgesi, Cosimo et al. (2010) The Spiritual Brain: Selective Cortical Lesions Modulate Human Self-Transcendence. In: Neuron 65, 309–319, February 11, 2010

Utsch, Michael (2010) Spiritualität in Medizin und Pflege. In: Kottnik, K.-D./Giebel, A. (Hg.) Spiritualität in der Pflege. Neukirchen-Vluyn: 21-33.

Utsch, Michael (2011) Religiosität, Spiritualität und Lebensführung. In: Hoefert, Hans-Wolfgang/Klotter, Christoph (Hg.) "Gesunde Lebensführung" - kritische Analyse eines populären Konzepts. Bern: 85-99.

Utsch, Michael/Klein, Constantin (2011) Religion, Religiosität, Spiritualität. Bestimmungsversuche für komplexe Begriffe. In: Klein, Constatni et al. (Hg.) Gesundheit - Religion - Spiritualität. Konzepte, Befunde und Erklärungsansätze. Weinheim, 25-45.

Utsch, Michael (Hg.) (2012) Pathologische Religiosität: Genese, Beispiele, Behandlungsansätze. Stuttgart.

Utsch, Michael (2012a) Möglichkeiten der Qualitätssicherung auf dem Markt spiritueller Lebenshilfe. In: Bewusstseinswissenschaften, 1/2012.

Utsch, Michael et al. (2014) Psychotherapie und Spiritualität. Mit existenziellen Konflikten und Transzendenzfragen professionell umgehen. Berlin.

Vader, Jean-Paul (2006) Spiritual health: the next frontier. Editorial. In: European Journal of Public Health. 16, 5, 457.

van Dierendonck, Dirk/Krishna Mohan (2006) Some thoughts on spirituality and eudaimonic well-being. In: Mental Health, Religion & Culture. 9, 3, 227-238.

van Quekelberghe, Renaud (2007) Grundzüge der spirituellen Psychotherapie. Eschborn/Frankfurt a.M.

Varey, William (2010) Disclosing Apithology: Twenty Questions to Apithology. In: Aspects of Apithology 3,1: www.aspects.apithology.org.

Vasegh, S. et al. (2012) Religious and Spiritual Factors in Depression. Editorial. In: Depression Research and Treatment.

Vickers, G. (1955) Mental health and spiritual values. In: Lancet. 268, 6863, 521-524.

Waaijman, Kees (2004/2005/2007) Handbuch der Spiritualität. Bamd 1: Formen, Band 2: Grundlagen, Band 3: Methoden. Mainz.

Wahl, Hans-Werner et al. (Hg.) (2012) Angewandte Gerontologie. Interventionen für ein gutes Altern in 100 Schlüsselbegriffen. 2., vollständig überarbeitete und erweiterte Auflage. Stuttgart.

Walach, Harald (2001) Bausteine für ein spirituelles Welt- und Menschenbild. In: Transpersonale Psychologie und Psychotherapie. 7, 2, 63-77.

Walach, Harald (2006) Spiritualität und Wissenschaft. In: Büssing, Arndt et al (Hg.). Spiritualität, Krankheit und Heilung – Bedeutung und Ausdrucksformen der Spiritualität in der Medizin. Frankfurt: 26-53.

Walach, Harald (2007a) Spirituality, health and science - A roadmap to integration from the desk of the new editor. Editorial. In: Spirituality and Health International. 8, 1, 1.

Walach, Harald (2007b) A science of spirituality? In: Spirituality and Health International. 8, 3, 115-120.

Walach, Harald (2007c) Research in Mindfulness. In: European Network of Research on Religion, Spirituality and Health. Newsletter. 2, 4, 13.

Walach, Harald (2007d) Mind - Body - Spirituality. In: Mind & Matter. 5, 2, 215-240.

Walach, Harald et al. (2006) Measuring mindfulness - the Freiburg Mindfulness Inventory (FMI). In: Personality and Individual Differences. 40, 1543-1555.

Walach, Harald/Reich, Helmut K. (2005) Reconnecting Science and Spirituality: toward Overcoming a Taboo. In: Zygon. 40, 2, 423-442.

Walach, Harald/Kohls, Niko (2008) Spiritualität als Ressource. Einige wissenschaftliche Befunde. In: Prävention 31, 2, 42-46.

Walach, Harald (2011) Spiritualität. Warum wir die Aufklärung weiterführen müssen. Klein Jasedow.

Walach, Harald et al. (Hg.) (2011) Neuroscience, consciousness and spirituality, vol. 1. Dordrecht.

Walach, Harald/Weidenhammer, Wolfgang (2012) Insights into the current situation of CAM in Europe. Major findings of the EU Project CAMbrella. Basel.

Walach, Harald (2014) Secular Spirituality. The Next Step Towards Enlightenment. Studies in Neuroscience, Consciousness and Spirituality Volume 4. Dordrecht.

Warnke, Ulrich (2005) Quantenphilosophie und Spiritualität. In: Lengsfeld, Peter. Mystik - Spiritualität der Zukunft. Erfahrung des Ewigen. P. Willigis Jäger OSB zum 80. Geburtstag. Freiburg: 310-325.

Wehner, Theo (2007) Die Arbeitsgesellschaft ist in einer Sinnkrise. In: Neue Zürcher Zeitung. 189, B1, 17.8.2007.

Weiher, Erhard (2011) Das Geheimnis des Lebens berühren. Spiritualität bei Krankheit, Sterben, Tod - eine Grammatik für Helfende. Stuttgart.

WHO (1979) Spiritual health is important, say our readers. In: WHO Chron. 33, 1, 29-30.

WHO (2002) WHOQOL-SRPB Field-Test Instrument. WHOQOL Spirituality, Religiousness and Personal Beliefs (SRPB) Field-Test Instrument. The WHOQOL-100 Questions plus 32 SRPB Question. www.who.int/mental_health/media/en/622.pdf, Download Oktober 2007.

WHO (2003) Initial steps to developing the World Health Organization's quality of life instrument (WHPQOL) module for international assessment in HIV/AIDS. In: Aids Care. 15, 3, 347.

WHO (2005) Promoting mental health: concepts, emerging evidence, practice. Report of the World Health Organization in collaboration with the Victorian Health Promotion Foundation and the University of Melbourne. Geneva.

WHO (2006a) Ottawa-Charta zur Gesundheitsförderung. In: Kickbusch, Ilona. Die Gesundheitsgesellschaft. Gamburg: 167-172.

WHO (2006b) Bangkok Charta für Gesundheitsförderung in einer globalisierten Welt. www.who.int/healthpromotion/conferences/6gchp/BCHP_German_version.pdf, Download Oktober 2007.

Wikipedia (2007) Artikel: Philosophie des Geistes. Das Leib-Seele-Problem; Sinn des Lebens; Maslows Bedürfnispyramide; Ehrenmord. http://de.wikipedia.org/wiki/Hauptseite, Download November 2007.

Wilber, Ken (1984) Wege zum Selbst. Östliche und westliche Ansätze zu persönlichem Wachstum. München.

Wilber, Ken (1996) Eros, Kosmos, Logos. Frankfurt.

Wilber, Ken (1998) Naturwissenschaft und Religion. Die Versöhnung von Weisheit und Wissen. Frankfurt.

Wilber, Ken (2001 a) Ganzheitlich handeln. Eine integrale Vision für Wirtschaft, Politik, Wissenschaft und Spiritualität. Freiamt.

Wilber, Ken (2001 b) Integrale Psychologie. Geist, Bewusstsein, Psychologie, Therapie. Freiamt.

Wilber, Ken (2006 b) Integral Spirituality: a startling new role for religion in the modern and postmodern world. Boston.

Wilber Ken et al. (2008) Integral Life Practice. A 21st-Century Blueprint for Physical Health, Emotional Balance, Mental Clarity, and Spiritual Awakening. Boston & London

Wilber, Ken (2014) The Fourth Turning: Imagining the Future of an Integral Buddhism. Boston (eBook Shambala).

Wilkening, Karin (2007) Spirituelle Dimensionen der Begegnungsebenen mit Tod und Sterben im Alter. In: Kunz, Ralph (Hg) Religiöse Begleitung im Alter. Religion als Thema der Gerontologie. Zürich:121-142.

Williams, David R./Sternthal, Michelle J. (2007) Spirituality, religion and health: evidence and research directions. In: MJA. 186, 10, S47-S50.

World Federation of Mental Health (2007) Cultural and Religious Issues Influencing Suicide and Mental Illness. www.chooselife.net/nmsruntime/saveasdialog.asp?lID=2133&sID=2042, Download Oktober 2007.

Yeginer, Anna (2000) Spirituelle Praxis als Hilfe zur Bewältigung einer Krebserkrankung. In: Transpersonale Studien. 1, 119-145.

Zbinden, Reto (2007) Neuntägige Vipassana-Retreats. www.yoga-university.ch/Ausbildungsgang2ganz.htm, Download Oktober 2007

Zentrum für Gerontologie (2007) Spiritualität in der stationären Alterspflege. Forschungskooperation mit dem Diakoniewerk Neumünster. Universität Zürich: www.zfg.uzh.ch, Download Mai 2007.

Zohar, Danah/Marshall, Ian (2000) SQ. Spirituelle Intelligenz. Bern.

Zöllner, Ulrike (1998) Die ganz andere Art, sich etwas Gutes zu tun. Zürich.

Zsok, Otto (2007) Vom Sinn und Glück des Alters. Lebensqualität im höheren Alter. Sankt Ottilien.

Zundel, Edith/Fittkau, Bernd (Hg.) (1989) Spirituelle Wege und Transpersonale Psychotherapie. Paderborn

Zwingmann, Christian/Moosbrugger Helfried (Hg.) (2004) Religiosität: Messverfahren und Studien zu Gesundheit und Lebensbewältigung. Neue Beiträge zur Religionspsychologie. Münster.

Zwingmann, Christian et al. (2011) Messung von Religiosität/Spiritualität im Rahmen der Gesundheitsforschung. Ein Überblick über deutschsprachige Fragebogenskalen. In: Klein, Constantin et al. (Hg.) (2011) Gesundheit - Religion - Spiritualität. Konzepte, Befunde und Erklärungsansätze. Weinheim, 65-91.

Autorhinweis

Ralph Marc Steinmann, *1952 in Zürich, Studium der Indologie und Religionswissenschaft an der Universität Heidelberg, Dr. phil. 1986, zahlreiche Forschungsaufenthalte in Indien, indologische Lehraufträge, interdisziplinäre Publikationen. Leitungsfunktionen in nationalen und internationalen Institutionen des Bildungs-, Verlags- und Gesundheitswesens. Seit 2005 bei Gesundheitsförderung Schweiz, Bern, tätig in den Bereichen Psychische Gesundheit und Gesundheitsförderung im Alter. 2007 MAS Gesundheitsförderung und Prävention. Seit 2016 freiberuflich tätig als Dozent, Coach und Seminarleiter in den Bereichen Spiritualität und Gesundheit/Krankheit, spirituelle Traditionen Indiens/Indologie sowie Gesundheitsförderung im Alter. Schüler in der Beas-Tradition des Surat-Shabd-Yoga. Seit 1975 verheiratet mit Maria-Lourdes Hernández Díaz, vier erwachsene Kinder.

Kontaktadresse:

Dr. phil. Ralph M. Steinmann

Bergackerstrasse 15F

CH-3066 Stettlen

Email: rms@gmx.ch